Pierre Ingrand
Françoise Debiais

Statut osseux des patientes traitées par anti-aromatase

Xavier Guillot
Pierre Ingrand
Françoise Debiais

Statut osseux des patientes traitées par anti-aromatase

204 patientes.Evolution de la densité minérale osseuse lors de la première année de traitement (56 patientes)

Presses Académiques Francophones

Impressum / Mentions légales

Bibliografische Information der Deutschen Nationalbibliothek: Die Deutsche Nationalbibliothek verzeichnet diese Publikation in der Deutschen Nationalbibliografie; detaillierte bibliografische Daten sind im Internet über http://dnb.d-nb.de abrufbar.

Alle in diesem Buch genannten Marken und Produktnamen unterliegen warenzeichen-, marken- oder patentrechtlichem Schutz bzw. sind Warenzeichen oder eingetragene Warenzeichen der jeweiligen Inhaber. Die Wiedergabe von Marken, Produktnamen, Gebrauchsnamen, Handelsnamen, Warenbezeichnungen u.s.w. in diesem Werk berechtigt auch ohne besondere Kennzeichnung nicht zu der Annahme, dass solche Namen im Sinne der Warenzeichen- und Markenschutzgesetzgebung als frei zu betrachten wären und daher von jedermann benutzt werden dürften.

Information bibliographique publiée par la Deutsche Nationalbibliothek: La Deutsche Nationalbibliothek inscrit cette publication à la Deutsche Nationalbibliografie; des données bibliographiques détaillées sont disponibles sur internet à l'adresse http://dnb.d-nb.de.

Toutes marques et noms de produits mentionnés dans ce livre demeurent sous la protection des marques, des marques déposées et des brevets, et sont des marques ou des marques déposées de leurs détenteurs respectifs. L'utilisation des marques, noms de produits, noms communs, noms commerciaux, descriptions de produits, etc, même sans qu'ils soient mentionnés de façon particulière dans ce livre ne signifie en aucune façon que ces noms peuvent être utilisés sans restriction à l'égard de la législation pour la protection des marques et des marques déposées et pourraient donc être utilisés par quiconque.

Coverbild / Photo de couverture: www.ingimage.com

Verlag / Editeur:
Presses Académiques Francophones
ist ein Imprint der / est une marque déposée de
OmniScriptum GmbH & Co. KG
Heinrich-Böcking-Str. 6-8, 66121 Saarbrücken, Deutschland / Allemagne
Email: info@presses-academiques.com

Herstellung: siehe letzte Seite /
Impression: voir la dernière page
ISBN: 978-3-8416-2390-4

Université de Poitiers
Faculté de Médecine et Pharmacie

ANNEE   2008   Thèse n°

THESE
POUR LE DIPLOME D'ETAT
DE DOCTEUR EN MEDECINE
(décret du 16 janvier 2004)

présentée et soutenue publiquement
le 29 septembre 2008
par Monsieur Xavier GUILLOT

Titre

Statut osseux des patientes traitées par anti-aromatase pour néoplasie mammaire: étude de 204 patientes, avec évolution de la densité minérale osseuse lors de la première année de traitement chez 56 patientes:

COMPOSITION DU JURY

Président   **Madame le Professeur Françoise DEBIAIS**

Membres :   **Monsieur le Professeur Alain DABAN**   **Madame le Docteur Isabelle AZAÏS**
            Monsieur le Professeur Pierre INGRAND
            Monsieur le Professeur Guillaume MAGNIN

Directeur de thèse   **Madame le Professeur Françoise DEBIAIS**

Université de Poitiers
Faculté de Médecine et Pharmacie

ANNEE   2008

Thèse n°

THESE
POUR LE DIPLOME D'ETAT
DE DOCTEUR EN MEDECINE
(décret du 16 janvier 2004)

présentée et soutenue publiquement
le 29 septembre 2008
par Monsieur Xavier GUILLOT

Titre

Statut osseux des patientes traitées par anti-aromatase pour néoplasie mammaire: étude de 204 patientes, avec évolution de la densité minérale osseuse lors de la première année de traitement chez 56 patientes:

COMPOSITION DU JURY

Président   Madame le Professeur Françoise DEBIAIS

Membres :
Monsieur le Professeur Alain DABAN   Madame le Docteur Isabelle AZAÏS
Monsieur le Professeur Pierre INGRAND
Monsieur le Professeur Guillaume MAGNIN

Directeur de thèse   Madame le Professeur Françoise DEBIAIS

Le Doyen,

Année universitaire 2007-2008

LISTE DES ENSEIGNANTS DE MEDECINE

Professeurs des Universités-Praticiens Hospitaliers

1. AGIUS, Gérard, Bactériologie-Virologie
2. ALLAL, Joseph, Thérapeutique
3. BATAILLE Benoît, Neurochirurgie
4. BECQ-GIRAUDON, Bertrand, Maladies infectieuses, maladies tropicales
5. BRIDOUX Frank, Néphrologie
6. CARRETIER, Michel, Chirurgie générale
7. CORBI Pierre, Chirurgie thoracique et cardio-vasculaire
8. DABAN, Alain, Cancérologie Radiothérapie
9. DAGREGORIO Guy, Chirurgie plastique et Reconstructrice
10. DEBAENE, Bertrand, Anesthésiologie Réanimation Chirurgicale
11. DEBIAIS, Françoise, Rhumatologie
12. DIGHIERO, Paul, Ophtalmologie
13. DORE, Bertrand, Urologie
14. DUFOUR Xavier, Oto-Rhino-Laryngologie
15. EUGENE Michel, Physiologie
16. FAUCHERE, Jean-Louis, Bactériologie- Virologie
17. FONTANEL, Jean-Pierre, Oto-Rhino Laryngologie **(surnombre)**
18. FROMONT-HANKARD Gaëlle, Anatomie et cytologie pathologiques
19. GAYET, Louis-Etienne, Chirurgie orthopédique et traumatologique
20. GIL, Roger, Neurologie
21. GILBERT Brigitte, Génétique
22. GOMBERT, Jean-Marc, Immunologie
23. GOUJON, Jean-Michel, Anatomie et Cytologie Pathologiques
24. GUILHOT-GAUDEFFROY, François, Hématologie et Transfusion
25. GUILLET, Gérard, Dermatologie
26. HADJADJ Samy, Endocrinologie et Maladies métaboliques
27. HANKARD Régis, Pédiatrie
28. HAUET Thierry, Biochimie
29. HERPIN, Daniel, Cardiologie et Maladies vasculaires
30. INGRAND, Pierre, Biostatistiques, Informatique médicale
31. IRANI Jacques, Urologie
32. KEMOUN Gilles, Médecine physique et Réadaptation
33. KITZIS, Alain, Biologie cellulaire
34. KLOSSEK, Jean-Michel, Oto-Rhino- Laryngologie
35. KRAIMPS, Jean-Louis, Chirurgie générale
36. LAPIERRE, Françoise, Neurochirurgie
37. LEVARD, Guillaume, Chirurgie infantile
38. LEVILLAIN, Pierre, Anatomie et Cytologie pathologiques
39. MAGNIN, Guillaume, Gynécologie et obstétrique
40. MARCELLI, Daniel, Pédopsychiatrie
41. MARECHAUD, Richard, Médecine interne
42. MAUCO Gérard, Biochimie et Biologie moléculaire
43. MENU, Paul, Chirurgie thoracique et cardio-vasculaire
44. MEURICE, Jean-Claude, Pneumologie
45. MIMOZ, Olivier, Anesthésiologie, Réanimation chirurgicale
46. MORICHAU-BEAUCHANT, Michel, Hépato-Gastro-Entérologie
47. NEAU, Jean-Philippe, Neurologie
48. ORIOT, Denis, Pédiatrie
49. PACCALIN, Marc, Gériatrie
50. PAQUEREAU Joël, Physiologie
51. PERAULT, Marie-Christine, Pharmacologie clinique
52. PERDRISOT, Rémy, Biophysique et Traitement de l'Image
53. PIERRE, Fabrice, Gynécologie obstétrique
54. POURRAT, Olivier, Médecine interne
55. PRIES, Pierre, Chirurgie orthopédique et traumatologique
56. RICCO, Jean-Baptiste, Chirurgie vasculaire
57. RICHER, Jean-Pierre, Anatomie
58. ROBERT, René, Réanimation médicale
59. ROBLOT France, Maladies infectieuses, Maladies tropicales
60. ROBLOT, Pascal, Médecine interne
61. RODIER, Marie-Hélène, Parasitologie et Mycologie
62. SENON, Jean-Louis, Psychiatrie d'adultes
63. SILVAIN, Christine, Hépato-Gastro- Entérologie
64. TASU, Jean-Pierre, Radiologie et Imagerie médicale
65. TOUCHARD, Guy, Néphrologie
66. TOURANI Jean-Marc, Cancérologie Radiothérapie, option Cancérologie (type clinique)
67. TURHAN Ali, Hématologie-transfusion
68. VANDERMARCQ, Guy, Radiologie et Imagerie Médicale

✉6 rue de la Milétrie, B.P. 199 , 86034 POITIERS CEDEX, France
☎ 05.49.45.43.43 – 🖷 05.49.45.43.05 – e-.mail : doyen.medecine@uni-poitiers.fr

2

Maîtres de Conférences des Universités-Praticiens hospitaliers

1. ARIES, Jacques, Anesthésiologie et Réanimation chirurgicale
2. BARRIERE, Michel, Biochimie et Biologie moléculaire
3. BEBY-DEFAUX, Agnès, Bactériologie-Virologie Hygiène
4. BEN-BRIK Eric, Médecine du travail
5. BOINOT, Catherine, Hématologie et Transfusion
6. BOUNAUD, Jean-Yves, Biophysique et Traitement de l'Image
7. BOURMEYSTER Nicolas, Biologie cellulaire
8. BURUCOA, Christophe, Bactériologie-Virologie-Hygiène
9. CASTEL, Olivier, Bactériologie-Virologie- Hygiène
10. CAVELLIER, Jean-François, Biophysique et Traitement de l'Image
11. CHANSIGAUD, Jean-Pierre, Biologie du développement et de la reproduction
12. DIAZ Véronique, Physiologie
13. FAURE Jean-Pierre, Anatomie
14. GRIGNON, Bernadette, Bactériologie-Virologie Hygiène
15. GUILLARD, Olivier, Biochimie et Biologie moléculaire
16. HOUETO, Jean-Luc, Neurologie
17. HURET, Jean-Loup, Génétique
18. LAFAY, Claire, Pharmacologie fondamentale, pharmacologie clinique
19. LECRON, Jean-Claude, Biochimie et Biologie moléculaire
20. MIGEOT, Virginie, Santé publique
21. ROUMY Jérôme, Biophysique, Médecine nucléaire
22. ROY Lydia, Hématologie, transfusion
23. SAPANET, Michel, Médecine légale
24. TALLINEAU, Claude, Biochimie et Biologie moléculaire
25. TAPON, Lucie, Cancérologie

Professeurs associés de Médecine générale

GARGOT, François

GAVID, Bernard

Maître de Conférences associé de Médecine générale

GOMES DA CUNHA, José

Professeur certifié d'Anglais

BULKO, Annie

Professeurs et Maîtres de Conférences honoraires

1. ALCALAY, Michel, Rhumatologie
2. BABIN Michèle, Anatomie et Cytologie pathologiques
3. BABIN, Philippe, Anatomie et Cytologie pathologiques
4. BARRAINE, Robert, Cardiologie et Maladies vasculaires
5. BEGON François, Biophysique, Médecine nucléaire
6. BONTOUX Daniel, Rhumatologie
7. BURIN Pierre, Histologie
8. CASTETS Monique, Bactériologie-Virologie Hygiène
9. CLARAC Jean-Pierre, Chirurgie orthopédique
10. DE NAS TOURRIS Henri, Gynécologie obstétrique
11. DESMAREST Marie-Cécile, Hématologie
12. DEMANGE Jean, Cardiologie et Maladies vasculaires
13. FRAILONG Jacques, Clinique chirurgicale
14. GASQUET Christian, Radiologie
15. GOMBERT Jacques, Biochimie
16. JACQUEMIN, Jean-Louis, Parasitologie et Mycologie médicale
17. LARSEN, Christian-Jacques, Biochimie et Biologie moléculaire
18. MAIN de BOISSIERE Alain, Pédiatrie
19. MARILLAUD Albert, Physiologie
20. MORIN Michel, Radiologie, Imagerie médicale
21. PATTE Dominique, Médecine interne
22. PATTE Françoise, Pneumologie
23. PERIVIER Edward, Psychiatrie d'Adultes
24. POINTREAU Philippe, Biochimie
25. REISS Daniel, Biochimie
26. RIDEAU, Yves, Anatomie
27. SULTAN Yvette, Hématologie et transfusion
28. TANZER Joseph, Hématologie et transfusion

Statut osseux des patientes traitées par anti-aromatase pour néoplasie mammaire: étude de 204 patientes, avec évolution de la densité minérale osseuse lors de la première année de traitement chez 56 patientes:

1-Table des matières:

2-Remerciements:

Au Professeur Debiais, pour avoir accepté de me former et de diriger cette thèse.
Soyez assurée de mon profond respect.

Au Professeur Daban, pour avoir accepté de faire partie de mon jury, et pour l'ensemble de votre carrière au C.H.U de Poitiers.
Soyez assuré de ma plus haute considération.

Au Professeur Ingrand, à qui nous devons la partie statistique de cette thèse.
Veuillez trouver ici l'expression de toute ma gratitude.

Au Professeur Magnin, pour votre implication dans le traitement des patientes souffrant de néoplasie mammaire, et pour votre participation à ce jury de thèse.
Soyez assuré de toute ma considération.

Au Docteur Azaïs, pour votre formation clinique et votre disponibilité.
Soyez assurée de mon profond respect.

Aux Docteurs Brault, Durand, et Solau-Gervais, pour leur participation à ma formation.
A mes co-internes, aux infirmières et aides soignantes pour ces heureuses années passées dans le service.
A Florence Pentecôte, pour son concours lors des premières étapes de ce travail.
A mes parents, pour leur exemple et leur soutien inconditionnel.
A Marion, Thomas et leur petite Coline: que la vie les comble de bonheur.
A Thomas et Wanessa, tout juste mariés.
A mes amis de Bordeaux et de La Rochelle.
A Elodie et Arnaud, qui m'ont accompagné dans l'aventure poitevine.
En mémoire de mon grand père Robert.

3-Abréviations:

DMO: Densité Minérale Osseuse

ODM: Ostéodensitométrie

RH+: Récepteurs Hormonaux positifs

RE+: Récepteurs aux Oestrogènes positifs

vs: versus

A.M.M: Autorisation de Mise sur le Marché

THS:Traitement Hormonal Substitutif de la ménopause

IMC: Indice de Masse Corporelle-kg/m²

P.A: Paquets-Années

N.S: Non Significatif

*: différence significative

N: Nombre de patientes

4-Introduction:

Cancer du sein et ostéoporose sont deux pathologies qui constituent deux problèmes de santé publique majeurs, notamment chez la femme de plus de 50 ans. [1]

Le métabolisme des oestrogènes joue un rôle central dans leur génèse (hypo-oestrogénie et ménopause pour l'ostéoporose, hyperoestrogénie dans la néoplasie mammaire). [2 ; 3]. Ce caractère hormono-dépendant du cancer du sein explique l'essor de l'hormonothérapie, notamment des anti-aromatases (anastrozole-ARIMIDEX®; létrozole-FEMARA®, exémestane-AROMASINE®). L'hypo-oestrogénie profonde qu'ils induisent peut être responsable d'une déminéralisation osseuse et de fractures dans cette population déjà à risque d'ostéoporose [4], justifiant un suivi du statut osseux (facteurs de risque, densité minérale osseuse, recherche de fractures), une correction des carences vitamino-calciques, et si besoin un traitement par bisphosphonate [5].

Dans cette optique, l'évaluation du statut osseux des patientes avant un traitement par anti-aromatase est importante. De plus, l'identification de patientes à risque d'une perte osseuse rapide sous anti-aromatases permettrait d'adapter au mieux les modalités de suivi et de prévention des événements fracturaires.

Nous avons réalisé une étude observationnelle portant sur 204 patientes traitées par anti-aromatase pour néoplasie mammaire au C.H.U de POITIERS, entre décembre 2003 et juillet 2008. Les caractéristiques de ces 204 patientes recevant un traitement par anti-aromatase ont été précisées. Toutes n'ont cependant pas eu leur mesure de DMO pendant la première année de traitement par anti-aromatase.

Aussi, pour l'étude de l'impact des anti-aromatases sur la DMO, avons-nous sélectionné un sous-groupe de 121 femmes vues au début de la mise en route du traitement par anti-aromatase.

L'évolution de la DMO à un an a dans l'immédiat pu être évaluée chez 56 de ces patientes.

L'objectif primaire de notre étude est la recherche de facteurs prédictifs d'une perte osseuse rapide lors de la première année sous anti-aromatase, sur deux examens ostéodensitométriques successifs, au rachis lombaire et à la hanche, effectués sur le même appareil.

Les objectifs secondaires sont l'étude épidémiologique des 204 patientes vues initialement, la recherche de facteurs prédictifs d'une DMO basse à l'inclusion (étude réalisée sur 121 patientes), le recueil des événements fracturaires (fractures à traduction clinique), le nombre de patientes mises sous bisphosphonates au cours du suivi, l'évaluation de la tolérance des anti-aromatases, l'effet des traitements par vitamine D et bisphosphonates sur la perte osseuse, le nombre de patientes devenant ostéopéniques, ostéoporotiques, la différence de perte osseuse entre rachis lombaire et hanche.

Les résultats pourraient ainsi nous permettre de répondre aux questions suivantes:

La perte de DMO est-elle plus marquée sur un des sites de mesure? Quelle est la population à cibler en priorité pour la prévention de la perte osseuse sous anti-aromatase?

5-Revue de la littérature:

<u>5-1: Le cancer du sein:</u>

5-1-1: Epidémiologie:

Le cancer du sein est la néoplasie la plus fréquente chez la femme, en préménopause comme en postménopause. Il atteint plus d'un million de femmes à travers le monde, entraînant 400 000 décès par an. L'incidence annuelle du cancer du sein est en augmentation, avec 40 000 nouveaux cas par an en France, dont les deux tiers surviennent chez des femmes ménopausées (âge moyen d'apparition: 67 ans). Pour le tiers restant, la ménopause sera souvent accélérée [1]. Le cancer du sein, par sa fréquence et sa gravité potentielle, fait partie des priorités sanitaires, justifiant les campagnes de dépistage mammographique réalisées sur l'ensemble du territoire pour les femmes de 50 à 74 ans, avec un contrôle tous les deux ans, et avant 50 ans chez les patientes ayant des antécédents familiaux de cancer du sein ou de l'ovaire. Ce dépistage a permis un diagnostic plus précoce, améliorant le pronostic à long terme. Le risque d'apparition d'un cancer du sein reste encore de 4% après 80 ans. Au total, 38% des femmes ayant un cancer du sein ont plus de 65 ans. Cancer du sein et ostéoporose sont fréquents chez la femme, en pré-ou le plus souvent en postménopause, mais le rôle des oestrogènes diffère dans ces deux pathologies.

5-1-2: Rôle des oestrogènes:

Le cancer du sein est un cancer hormono-dépendant, pour lequel l'hyperoestrogénie constitue un facteur de risque. L'étude WHI a démontré que le THS avec oestrogènes équins augmente le risque de cancer du sein [6]. Les oestrogènes sont donc contre-indiqués chez les patientes aux antécédents de cancer du sein.

Chez les femmes ménopausées, environ 80% des tumeurs mammaires expriment des récepteurs hormonaux aux oestrogènes et/ou à la progestérone, et sont dits RH+ [2].

5-2: L'ostéoporose:

5-2-1: Epidémiologie:

Vingt pour cent de la population a plus de 60 ans. On compte ainsi plus de trois millions de femmes ostéoporotiques en France. L'incidence de L'ostéoporose postménopausique est cependant largement sous-estimée. On peut considérer qu'elle atteint une femme sur trois après la ménopause, l'incidence fracturaire augmentant jusqu'en fin de vie. L'âge moyen de survenue de la première fracture vertébrale est de 69 ans, mais deux tiers des fractures vertébrales ne sont pas diagnostiquées cliniquement ou radiologiquement et l'augmentation de mortalité et de morbidité (jours d'invalidité ou alitement), proportionnelle au nombre de fractures vertébrales, est sous-évaluée [7]. La gravité de la fracture du col fémoral, avec à 50 ans un risque projeté de mourir d'une fracture de hanche de 2,8%, est en revanche bien connue.

5-2-2: Définitions:

La fragilité osseuse dépend de deux éléments: l'un quantitatif (taille des os, masse osseuse, densité osseuse), l'autre qualitatif (remodelage, propriétés du matériel, microarchitecture). L'ostéoporose se définit comme une maladie diffuse du squelette caractérisée par une diminution de la masse osseuse et des altérations microarchitecturales du tissu osseux, ayant pour conséquence une augmentation de la fragilité osseuse et du risque fracturaire.

La carence oestrogénique liée à la ménopause est le principal déterminant de l'ostéoporose (interviennent également le pic de masse osseuse, la vitesse de perte osseuse et l'âge). Toutes les femmes ménopausées ont une perte osseuse dûe à l'âge et à l'insuffisance oestrogénique. Le risque fracturaire est bien corrélé au T-score, qui est la différence en déviations standard (DS) entre la DMO moyenne des femmes jeunes (entre 25 et 45 ans) et la DMO de la patiente considérée. Pour chaque diminution de 1 DS (ou écart type) du T-score, le risque de fracture est approximativement multiplié par 2 [8 ; 4]. Les possibilités diagnostiques, en particulier la mesure densitométrique, et thérapeutiques actuelles offrent les moyens d'une action précoce, par une prise en charge thérapeutique rapide dès la première fracture afin d'éviter la cascade fracturaire, ou mieux, avant la fracture.

5-2-3: Facteurs de risque [9]:

5-2-3-1: Ménopause et rôle des oestrogènes:

5-2-3-1-1: La ménopause:

La diminution de la sécrétion ovarienne à la ménopause (oestradiolémie en dessous de 30pg/mL) entraîne une accélération de la perte osseuse. Plusieurs études utilisant des méthodes ultrasensibles de dosage de l'oestradiol endogène trouvent un lien direct entre une oestradiolémie endogène basse et l'augmentation du risque fracturaire [3; 10; 11], avec un risque relatif multiplié par 2,2 [12 ; 11] à 2,5 [13]. Le risque fracturaire est plus important chez les femmes ayant une oestradiolémie indétectable (< 5 pg/mL) par rapport à celles ayant un taux compris entre 5 et 25 pg/mL. A l'inverse, les patientes ayant un taux résiduel d'oestradiol compris entre 5 et 25 pg/mL ont une DMO supérieure de 5 à 7% et une diminution des fractures prévalentes comparées aux patientes avec un taux inférieur à 5 pg/mL [3]. Cet effet de l'oestradiol sur le risque fracturaire est en partie indépendant du niveau de masse osseuse, du poids, de l'âge et des paramètres du remodelage osseux. Il existe donc un effet protecteur osseux dose-dépendant d'un taux résiduel d'oestrogènes (qui reste globalement stable chez une même patiente).

Ainsi après la ménopause, une production intrinsèque d'oestrogènes à partir d'androgènes se produit en grande partie dans des tissus non ovariens tels que la graisse, le muscle, la peau et le foie sous l'action du complexe enzymatique de l'aromatase [14]. Les faibles taux circulants d'oestrogènes qui en résultent permettent d'empêcher une perte osseuse plus prononcée [10].

5-2-3-1-2: Rôle des oestrogènes:

L'hyperoestrogénie est un facteur de risque de cancer du sein (cancer hormono-dépendant). La privation en oestrogènes liée à la castration a une action thérapeutique sur la maladie [15 ; 16]. Le métabolisme des oestrogènes est en outre la clé permettant de comprendre la perte osseuse liée au cancer du sein et à ses traitements chez la femme .Les oestrogènes ont un effet protecteur sur l'os, et antifracturaire, par des mécanismes multiples. L'effet global est une stimulation de la formation osseuse, et surtout une inhibition de la résorption [17]. Dans les états d'insuffisance en oestrogènes, tels que la ménopause naturelle, la dysfonction ovarienne induite par les chimiothérapies, les traitements par agonistes de la GRH (Gonadotropin-Releasing Hormone), ou les traitements par anti-aromatases,la résorption osseuse prédomine et entraîne une perte osseuse, pouvant se traduire par une ostéoporose et/ou des fractures en l'absence de traitement anti-ostéoporotique chez certaines femmes, selon des facteurs individuels (génétiques, liés au mode de vie et environnementaux).

La baisse des taux circulants d'oestrogènes à la ménopause est associée à une baisse de la masse osseuse allant jusqu'à 3% par an les cinq premières années [18].

5-2-3-2: Les facteurs de risque cliniques:

Ils sont peu prédictifs de l'ostéoporose à titre individuel [3], et aucun ne dispense de la mesure densitométrique. La plupart découle de la carence oestrogénique. D'autres sont en partie liés, comme le faible poids, qui augmente le risque d'avoir une ostéoporose quel que soit l'âge. [19 ; 3]. Certains facteurs de risque majeurs sont en partie indépendants de la DMO: l'âge, un antécédent de fracture après 45 ans survenue dans un contexte non traumatique, les antécédents maternels de fracture de hanche [20 ; 21].

Tableau 1: Facteurs de risque à prendre en compte pour l'estimation du risque fracturaire et de la décision thérapeutique:

Indépendants de la DMO

- Age
- ATCD personnel de fracture
- Corticothérapie ancienne ou actuelle
- ATCD de fracture de l'ESF chez les parents du 1er degré
- ↓ de l'acuité visuelle
- ↓ de l'IMC (< 19 kg/m2)
- Troubles neuro-musculaires ou orthopédiques
- Tabagisme
- Mauvais état de santé ; plus de 3 maladies chroniques
- Hyperthyroïdie
- Polyarthrite rhumatoïde
- Cancer du sein
- ↑ des marqueurs de résorption

Liés à la DMO

-Ménopause prématurée
-Aménorrhée primaire ou secondaire
-Immobilisation prolongée
-Carence vitamino-calcique

Tableau 2: Facteurs de risque d'ostéoporose et de cancer du sein:

Facteurs de risque d'ostéoporose fracturaire:	Facteurs de risque de cancer du sein:
● Facteurs liés à l'hypooestrogénie:	● Facteurs liés à l'hyperoestrogénie:
Premières règles tardives	Puberté précoce
Aménorrhée secondaire prolongée	Cycles réguliers dès la puberté
Ménopause précoce (avant 40 ans)	Première grossesse tardive
	Ménopause tardive (après 55 ans)
Faible poids à la ménopause (<55kg)	Obésité postménopausique
Indice de masse corporelle bas (<19 kg/m²)	
Antécédents maternels de fractures	Antécédents familiaux de cancer du sein (RE-)
Antécédents personnels de fractures après 45 ans	
● Facteurs extrinsèques:	● Facteurs extrinsèques :
Corticothérapie prolongée	
Maladies/substances affectant le métabolisme osseux	
Association de facteurs mineurs: tabac	
Risques de chutes	
Mesure densitométrique basse	
Âge (âge moyen première fracture: 69ans)	Âge (âge moyen cancer postménopausique: 67 ans)

(D'*après* [22]).

5-3: Cancer du sein et ostéoporose: Les patientes atteintes de néoplasie mammaire sont à risque d'ostéoporose:

5-3-1: Liens épidémiologiques:

Chez la femme ménopausée, les points communs entre ostéoporose et cancer du sein sont l'âge moyen de survenue et leur grande fréquence: parmi les femmes de 50 ans, 40% auront une fracture ostéoporotique et 10% un cancer du sein. En revanche, les facteurs de risque divergent: l'hypooestradiolémie est le facteur de risque majeur de l'ostéoporose, et à l'inverse, après la ménopause, l'hyperoestrogénie est un facteur de risque prépondérant de cancer du sein [23 ; 24 ; 25]. Les patientes avec cancer du sein nouvellement diagnostiqué ont une DMO moyenne plus élevée que les témoins appariés en âge de la population normale [26 ; 27 ; 28].

5-3-2: Ostéoporose liée au cancer du sein:

Malgré cela, il devient de plus en plus évident que le cancer du sein et son traitement sont associés à l'apparition de fractures ostéoporotiques. Dans une étude, Kanis et al ont étudié 1210 patientes atteintes de cancer du sein sans métastases osseuses prouvées. La prévalence des fractures vertébrales était identique au moment du diagnostic du cancer du sein en comparaison à celle de la population générale appariée en âge. Par contre, une fois le diagnostic posé, il était noté une augmentation de l'incidence des fractures vertébrales, presque 5 fois supérieure chez les femmes ayant un cancer non métastasé (OR: 4,7; IC95%: 2,3-9,9) et 20 fois supérieure pour celles ayant une dissémination métastatique sans lésion osseuse objectivée (OR: 22,7; IC95%: 9,1-51,1) [29]. Par ailleurs, si l'hyperoestrogénie est un facteur de risque de néoplasie mammaire, les patientes atteintes d'un cancer du sein ne sont pas « protégées »en ce qui concerne l'incidence de la première fracture de hanche, qui n'est pas moindre que dans la population générale, comme le montre une étude portant sur 9673 femmes suédoises. (Fractures du col fémoral: SIR=1,0; IC 95%: 0,9-1,1; fractures trochantériennes: SIR=1,2; IC 95%: 1,0-1,2) [30]. Une étude transversale prospective récente a considéré 215 patientes, atteintes de néoplasies mammaires non métastatiques, et âgées en moyenne de 63,5 ans. Elles avaient un BMI moyen de 27,4 kg/m², et 13% étaient fumeuses. Cinquante quatre virgule huit pourcents avaient un T-score <-1 et 13% un T-score<-2,5. Les radiographies du rachis, réalisées systématiquement, ont retrouvé des fractures vertébrales chez 24,5% des patientes (53 patientes). Parmi ces dernières, 34 avaient un T-score >-2,5. Le risque de DMO basse est associé dans cette série à l'âge des patientes (RR pour +10 ans: 2,33; IC 95%: 1,41-3,86), à la maigreur (RR pour -10kg: 2,59; IC95%: 1,62-4,11), et à un antécédent de fracture périphérique (RR : 3,07; IC95%: 1 ,03-8,87), mais non à la chimiothérapie ou la prise d'anti-aromatases. Le risque de fracture vertébrale est associé à la DMO lombaire (RR pour -1DS: 1,66; IC95%: 1,22-2,27) et, surtout, fémorale (RR pour -1DS: 2,42; IC95%: 1,66-3,53). Cette étude montre que la DMO est basse chez les femmes au décours du traitement du cancer du sein. Le fait que 2/3 des fractures vertébrales surviennent chez des patientes dont la DMO est intermédiaire suggère que des facteurs qualitatifs jouent un rôle dans leur apparition [31].

5-3-3: Effets osseux des traitements anti-cancéreux:

Même si cela n'a pu être démontré dans l'étude précédente, les traitements anticancéreux sont à l'origine d'une perte de masse osseuse [32]. L'usage croissant de chimiothérapies chez des femmes jeunes, induisant une ménopause précoce (>75%), et l'avènement des anti-aromatases comme traitement adjuvant chez les femmes ménopausées ont amélioré le pronostic mais ont des conséquences cliniquement perceptibles sur la DMO et le risque fracturaire. En effet, l'hypogonadisme qui en résulte s'accompagne d'un hyper-remodelage osseux, avec élévation des marqueurs de la résorption (NTX, CTX, pyridinoline). Le deuxième mécanisme correspond au retentissement osseux spécifique des chimiothérapies, pouvant être aggravé par l'utilisation de corticoïdes, les carences nutritionnelles, une réaction hyperparathyroïdienne ou des facteurs musculaires. La radiothérapie peut, elle, être responsable d'une fragilisation osseuse locale.

5-3-3-1: La chimiothérapie:

5-3-3-1-1: Effets indirects:

L'utilisation de chimiothérapies chez des patientes non ménopausées induit fréquemment une chute brutale de la sécrétion d'oestrogènes, souvent accompagnée d'une ménopause précoce. Une étude a montré que 71% des femmes préménopausées traitées par une chimiothérapie adjuvante pour un cancer du sein ont une ménopause précoce, contre 16% dans un groupe témoin ne recevant pas de chimiothérapie. L'âge moyen de survenue de la ménopause était respectivement de 41 et 47 ans. La DMO était également significativement diminuée par rapport aux femmes préménopausées n'ayant pas reçu de chimiothérapie adjuvante [33]. Dans une autre étude portant sur 49 femmes non ménopausées atteintes de néoplasies mammaires sous hormonothérapie adjuvante, après un an, 35 patientes (soit 71% également) avaient une ménopause précoce, et ces patientes avaient perdu en moyenne 4% (p=0,0001) de leur DMO lombaire après seulement 6 mois de traitement. Ce taux de perte osseuse se maintenait à un an avec une chute de 3,7% (p=0,0001) supplémentaires [34]. Vehmanen et al mettaient en évidence chez les femmes en aménorrhée une diminution de 7,5% à 3 ans et de 10,4% à 5 ans de la DMO au rachis lombaire et -3,5% ; -5,8% au col fémoral: la perte osseuse prédomine au rachis lombaire (os trabéculaire) [35]. D'autres études ont également montré que la DMO lombaire et fémorale de patientes préménopausées traitées par chimiothérapie diminuait respectivement de 8-10% et 4-6% au bout de deux ans [36 ; 37].

5-3-3-1-2: Effets directs:

Des études sur des squelettes de rats après administration de Méthotrexate suggèrent que les chimiothérapies pourraient avoir un impact direct sur l'os en inhibant l'ostéoformation. Après traitement, l'analyse histomorphométrique osseuse a montré une réduction significative du volume et de la résistance osseux, et de la surface de minéralisation par rapport aux sujets témoins (p<0,05) [38]. Les effets sur la perte osseuse de la doxorubicine et du méthotrexate ont été étudiés chez le rat dans une autre étude [39]. L'histomorphométrie osseuse montre une diminution des paramètres ostéoïdes avec une diminution du volume ostéoïde total sans modifier la surface ostéoblastique. Ceci suggère que la matrice produite par les ostéoblastes est diminuée par le traitement. Le volume trabéculaire osseux est réduit de façon importante par les deux traitements et le taux de formation osseuse diminué d'environ 60 %.Une étude plus récente réalisée chez des chiens traités par chimiothérapie (doxorubicine, cisplatine et isofosfamide) a montré également que la minéralisation de l'os spongieux pouvait être ralentie [40]. Une autre étude a considéré des patientes ménopausées insensibles à l'inhibition ovarienne dûe à la chimiothérapie.Des changements observés au niveau de la DMO ont suggéré un possible effet direct de la chimiothérapie. Bien qu'il n'ait pas été vu de différence significative sur les T-scores, le Z-score chutait plus rapidement chez les patientes traitées que chez les témoins. L'évolution moyenne du Z-score était de –0,65 (p=0,0002) à la hanche totale et de –0,6 (p=0,05) au rachis lombaire [41]. Ces études suggèrent que la chimiothérapie pourrait avoir des effets directs sur le métabolisme osseux, en particulier sur l'ostéoformation, sans démonstration formelle sur l'être humain, mais malgré tout, la ménopause précoce est le facteur principal de la perte osseuse induite par la chimiothérapie [42].

5-3-3-2 : Traitements adjuvants aux chimiothérapies: corticoïdes:

Ils sont très utilisés en association avec les chimiothérapies. Les fortes doses entraînent une perte osseuse sévère et rapide liée essentiellement à l'inhibition dose-dépendante de la formation osseuse. En effet, les corticoïdes entraînent une diminution de l'absorption intestinale de calcium et augmentent la calciurie. Afin de maintenir la calcémie stable, cette fuite calcique s'accompagne d'une élévation de la PTH et donc de la résorption osseuse [43]. Les fortes doses de corticoïdes peuvent également augmenter par un mécanisme direct la résorption ostéoclastique. La corticothérapie est également responsable d'un hypogonadisme, d'une inhibition des ostéoblastes et d'une myopathie qui, associés à la fuite calcique, concourent à la perte osseuse [44]. L'augmentation du risque fracturaire à la hanche et au rachis est fonction de la dose de corticoïdes, surtout pour des doses supérieures à 7,5 mg/jour [45].

5-3-3-3: Castration chirurgicale ou chimique:

5-3-3-3-1: Castration chirurgicale:

L'ovariectomie chirurgicale est un traitement efficace pour les patientes non ménopausées et atteintes de néoplasie mammaire [46 ; 47 ; 48]. Cette intervention entraîne une chute rapide du taux d'oestrogènes et de la résistance osseuse. Hashimoto et al ont étudié 244 femmes qui avaient des cycles menstruels réguliers jusqu'à l'ovariectomie chirurgicale.Au bout d'un an, la DMO moyenne avait baissé de 10,7% [49].

5-3-3-3-2: Castration chimique:

La gosereline, analogue de la gonadoreline est indiquée dans le traitement des patientes non ménopausées avec néoplasie mammaire évoluée, et de plus en plus utilisée comme traitement adjuvant. La gosereline induit une inhibition ovarienne suivie d'une chute rapide des taux circulants d'oestrogènes. Ceci peut entraîner une chute de la DMO lombaire jusqu'à -4,8% au bout de 6 mois seulement [50].

5-3-3-4: Traitement hormonal adjuvant:

Le cancer du sein est hormono-dépendant et des progrès thérapeutiques importants ont été réalisés avec des traitements hormono-modulateurs, permettant d'obtenir une rémission complète à 5 ans de l'ordre de 75%.
Le traitement hormonal adjuvant dans le traitement du cancer du sein hormonosensible chez la femme ménopausée fait appel aux anti-oestrogènes tels que le tamoxifène ou aux anti-aromatases. Cette action anti-oestrogénique s'exerce schématiquement de deux façons: en bloquant les récepteurs des oestrogènes au niveau des tissus périphériques ou en bloquant la synthèse des oestrogènes circulants.

5-3-3-4-1: Le tamoxifène:

Le tamoxifène, anti-œstrogène de synthèse, a une place importante dans le traitement de première intention du cancer du sein métastasé chez les femmes ménopausées, ainsi que dans le traitement des formes localisées. Utilisé en adjuvant, il réduit significativement le risque de rechute et augmente la survie globale. Le tamoxifène a un mécanisme d'action complexe, avec un puissant effet anti-oestrogénique sur le sein, mais également un effet agoniste partiel des oestrogènes sur l'os, l'utérus et le métabolisme lipidique.

5-3-3-4-1-1: Effets sur la DMO:

Cet effet agoniste partiel semble avoir des effets différents sur le métabolisme osseux selon les taux circulants d'oestrogènes. Ainsi, les femmes ménopausées recevant du tamoxifène pourraient être moins à risque de développer une ostéoporose (effet œstrogene-like): le tamoxifène est donc un anti-œstrogène qui se comporterait à l'échelle tissulaire osseuse comme un œstrogène faible.

5-3-3-4-1-1-1: Patientes ménopausées:

Love et al ont conduit un essai prospectif contrôlé randomisé versus placebo en double aveugle sur 140 femmes ménopausées atteintes de néoplasie mammaire et traitées par tamoxifène (20mg/j). Au bout de deux ans, la DMO au rachis lombaire avait augmenté de 0,61%par an dans le groupe tamoxifène (p=0,04) et diminué de 1% par an dans le groupe placebo (p<0,001). Cet effet sur la DMO était rapporté à une diminution du remodelage osseux objectivée par une diminution des taux d'ostéocalcine sérique [51]. Ceci suggère un effet protecteur du tamoxifène, versus placebo, sur l'os trabéculaire. Une étude similaire a également montré que les femmes ménopausées sous tamoxifene avaient une DMO significativement plus élevée que celles sous placebo (p<0,0074) [52]. Cet effet semble plus marqué que sur l'os cortical: une étude chez des patientes présentant une ménopause précoce induite par une chimiothérapie adjuvante d'un cancer du sein a montré que le tamoxifène entraînait une réduction de la perte osseuse d'environ 50% à la colonne lombaire, mais pas à la hanche [36].

5-3-3-4-1-1-2: Patientes non ménopausées:

Au contraire, les femmes non ménopausées présentent une carence relative en oestrogènes sous tamoxifène et pourraient être plus à risque d'ostéoporose par la suite. Une étude portant sur 125 femmes non ménopausées a mis en évidence une perte osseuse au rachis lombaire de 1,44% en moyenne chaque année sous tamoxifène. Les patientes sous placebo présentaient quant à elles un gain modeste de densité osseuse (p<0,001) [53].

5-3-3-4-1-2 : Effet antifracturaire discuté :

Le tamoxifène aurait donc un effet osseux « œstrogène-like » chez les patientes ménopausées, mais a-t-il pour autant un effet anti-fracturaire?

L'étude DBC incluant 1716 femmes ménopausées, comparant un traitement par tamoxifène (30mg/j) au placebo sur une durée de un an, retrouve une augmentation du risque fracturaire fémoral sous tamoxifène: fractures cervicales:64 (tamoxifène) vs 51 (placebo); fractures trochantériennes: 27 (tamoxifène) vs 11 (placebo) [54]. Cependant, les études ne sont pas unanimes sur le sujet: d'après l'étude NSABP, qui a comparé sur 5 ans un bras tamoxifène 20mg/j vs un bras placebo sur l'incidence fracturaire, il existe une diminution du nombre de fractures ostéoporotiques chez les femmes traitées par tamoxifène (111 vs 137 dans le groupe placebo); néanmoins, cela concerne surtout les sujets de plus de 50 ans, ce qui ne permet pas d'affirmer l'effet anti-fracturaire du tamoxifène [55].

5-3-3-4-2: Les anti-aromatases:

Les anti-aromatases de troisième génération sont apparus au milieu des années 90, avec pour indication initiale le traitement du cancer du sein évolué chez les femmes ménopausées, après échec du tamoxifène.

5-3-3-4-2-1: Mécanisme d'action:

Après la ménopause, la sécrétion ovarienne d'oestrogènes s'arrête. Il persiste un taux résiduel d'oestrogènes circulants provenant de la conversion périphérique des androgènes surrénaliens par l'aromatase. L'aromatase est un complexe enzymatique dépendant du cytochrome P450, qui intervient dans la dernière étape de la synthèse des oestrogènes. Elle catalyse la conversion des androgènes en oestrogènes, principalement au niveau de l'ovaire chez la femme non ménopausée, et dans les tissus extraglandulaires (foie, muscles, tissu mammaire) chez la femme ménopausée, pour laquelle elle constitue la principale source endogène d'oestrogènes [56]. Les anti-aromatases sont de puissants inhibiteurs de la production d'oestrogènes et sont actuellement couramment utilisés chez les patientes avec cancer du sein métastatique et dans certaines néoplasies mammaires peu évoluées. Il existe deux types d'anti-aromatases, avec des mécanismes d'action différents: les anti-aromatases non stéroïdiens (anastrozole, létrozole et aminoglutéthimide) sont des inhibiteurs réversibles, tandis que les stéroïdiens (exémestane et formestane) sont des inhibiteurs irréversibles de l'aromatase. Les anti-aromatases de troisième génération (anastrozole, létrozole et exémestane) sont les plus puissants, induisant une inhibition de 96 à 99% de l'activité enzymatique [57 ; 58 ; 59]. Cette baisse brutale du taux d'oestradiol a inévitablement des effets importants sur la physiologie osseuse. Le choix de la molécule dépendra, à l'avenir, de la clarté des résultats des essais portant sur les stades métastatiques, et l'utilisation comme traitements adjuvants, ainsi que de la comparaison en « tête à tête » des anti-aromatases [60]. La démonstration de la supériorité des anti-aromatases sur le tamoxifène dans le traitement des cancers du sein métastatiques, et plus récemment en traitement de première ou deuxième ligne, a amené à s'interroger sur leurs effets secondaires potentiels à court et long terme [61], et ce d'autant plus que de grands essais cliniques évaluant les anti-aromatases comme traitement préventif du cancer du sein sont envisagés [62].

5-3-3-4-2-2: Anastrozole:

Ce traitement a démontré sa supériorité sur l'acétate de mégestrol comme traitement de seconde ligne du cancer du sein évolué, et s'est révélé au moins aussi efficace que le tamoxifène en première ligne [63 ; 64]. L'étude ATAC a comparé, du point de vue de l'efficacité et de la tolérance, l'anastrozole (1mg/j) associé au tamoxifène (20mg/j) versus anastrozole seul versus tamoxifène seul chez plus de 9000 femmes ménopausées ayant un cancer du sein RH+, et ayant déjà reçu une première ligne de traitement [65]. Elle montre au bout d'un suivi moyen de 33,3 mois que l'anastrozole améliore la survie sans récidive néoplasique (89,4% sous anastrozole contre 87,4% sous tamoxifène (p=0,013)), le délai de récidive et l'incidence de cancer primitif du sein controlatéral, comparé au tamoxifène et à l'association tamoxifène-anastrozole. Cette dernière association n'a pas d'intérêt en terme de survie (87,2%; p NS), de risque de rechute et de diminution du risque de survenue d'un cancer controlatéral. Du point de vue de la tolérance, et par rapport au tamoxifène, l'anastrozole donne moins de bouffées de chaleur (34,3%vs 39,7%; p<0,0001), de saignements (4,5% vs 8,2% ; p<0,0001), d'AVC (1% vs 2,1%; p<0,0006) et d'accidents thrombo-emboliques (2,1% vs 3,5%; p<0,0006). Par contre, l'anastrozole, anti-aromatase non stéroïdien de 3ème génération, serait responsable d'un plus grand pourcentage d'affections musculo-squelettiques (27,8% vs 21,3% ; p<0,0001) et d'une incidence fracturaire supérieure (5,9%vs 3,7% ; p<0,0001), essentiellement au rachis et au poignet.

5-3-3-4-2-3: Létrozole:

Le Létrozole est supérieur à l'acétate de mégestrol dans le traitement du cancer du sein évolué, et est clairement supérieur au tamoxifène en traitement de première ligne des cancers du sein de mauvais pronostic ou évolués [66 ; 67 ; 68]. Dans l'étude BIG-1 portant sur 5187 femmes atteintes de néoplasie mammaire [69], sur un suivi moyen de 2,4 ans, la survie sans maladie pendant 4 ans était estimée à 93% dans le groupe létrozole contre 87% dans le groupe placebo (p<0,001). Toutes les patientes avaient auparavant été traitées par tamoxifène pendant 5 ans. Seules 2,4% des patientes traitées par létrozole ont récidivé contre 4,1% sous placebo.

5-3-3-4-2-4: Exémestane:

L'exemestane est un anti-aromatase stéroïdien, inhibiteur irréversible, structuralement voisin de l'androstènedione. Son métabolite principal, le 17-hydro-exémestane, a des propriétés androgéniques associées. Or, les androgènes ont des effets protecteurs sur l'os (contrairement à l'anastrozole et au létrozole, inhibiteurs réversibles et non stéroïdiens de l'aromatase, dépourvus d'effet androgénique). Ceci a conduit à l'hypothèse que les effets anti-oestrogéniques de l'exémestane pourraient être contrebalancés par ses effets androgéniques, au niveau osseux. L'exémestane est lui aussi supérieur à l'acétate de mégestrol en terme d'efficacité antitumorale [70]. Certaines données suggèrent une supériorité par rapport au tamoxifène [71]. Dans l'étude IES [72], après un suivi médian de 30,6 mois, une différence significative apparaissait en faveur du groupe mis sous exemestane après 2-3 ans de tamoxifène par rapport au groupe sous tamoxifène pendant 5 ans, concernant la réduction des événements de santé liés au cancer primitif, la survie sans maladie et la survenue de cancers du sein controlatéraux.

5-4: Les anti-aromatases augmentent le risque d'ostéoporose et de fractures:

L'aromatase transforme des androgènes en oestrogènes dans les tissus périphériques, permettant à la ménopause la persistance d'oestrogènes résiduels. Chez les femmes saines de plus de 65 ans, le risque fracturaire est multiplié par 2,5 lorsque le taux résiduel d'oestradiol est < 5pg / mL par rapport à celui des femmes qui ont une oestradiolémie entre 5 et 25 pg / mL [10]. La perte osseuse est, elle, multipliée par 8 à la hanche (soit -0,8% par an) [13]. Les anti-aromatases réduisent les taux circulants d'oestrogènes à des taux quasi-indétectables (blocage hormonal complet) chez les femmes ménopausées, les prédisposant à une perte osseuse avec un risque accru de fractures. (hyper-résorption par hypo-oestrogénie profonde). Tous les anti-aromatases de troisième génération augmentent la résorption osseuse [73 ; 74]. Les études réalisées chez les souris knock-out pour le gène de l'aromatase ont montré un défaut de croissance osseuse associé à une densité osseuse basse et à une augmentation du remodelage [75]. Au plan histologique, on observe à la fois des anomalies quantitatives et qualitatives (amincissement des corticales). On note un effet inverse chez les souris surexprimant le gène de l'aromatase (augmentation de la masse osseuse par diminution du turn-over osseux chez les plus jeunes, ou augmentation de la formation osseuse chez les plus âgées).

5-4-1: Anastrozole (ARIMIDEX®):

5-4-1-1: L'étude ATAC [65]:

Cette étude montre, après une durée médiane de traitement de 31 mois, une incidence respective de fractures de 5,9%, 3,7% et 4,6% chez les patientes traitées par anastrozole, tamoxifène ou l'association des deux. Concernant les fractures ostéoporotiques (vertèbres, hanche, poignet), la proportion est de 2,2% (anastrozole) vs 1,5% (tamoxifène); p=0,03: différence non significative.

Tableau 3: Résultats de l'étude ATAC [65] :

	Anastrozole:	Tamoxifène:	p:
Nombre de patientes	3092	3094	
Accidents musculo-squelettiques (%)	860 (27,8%)	660 (21,3%)	p<0,0001*
Fractures:	183 (5,9%)	115 (3,7%)	p<0,0001*
-Hanche	11 (0,4%)	13 (0,4%)	
-Vertèbres	23 (0,7%)	10 (0,3%)	
-Radius	36 (1,2%)	25 (0,8%)	

Après 5 ans de traitement, l'incidence des fractures était de 11% (anastrozole) vs 7,7% (tamoxifène) (RR 1,44; IC 95%; 1,21; 1,68). L'analyse préliminaire des fractures par périodes de 6 mois sous anastrozole a montré que le risque fracturaire atteint un maximum à 24 mois puis reste en plateau. Ceci plaide contre une toxicité osseuse cumulative de l'anti-aromatase et suggère plutôt l'existence d'une population à risque fracturaire (avec une perte osseuse rapide à l'instauration du traitement). L'évolution de la DMO a été étudiée dans un sous-groupe de 108 patientes [76]: la DMO au rachis lombaire et à la hanche chute significativement dès la première année, de -2,2% et -1,3% respectivement, comparée à celle sous tamoxifène seul (+1% et +0,5%). La perte osseuse se poursuit aux deux sites, sans plateau, pendant 5 ans d'administration de l'anti-aromatase (perte de 6,8% au rachis lombaire et de 7,24% à la hanche totale). Son ampleur est insuffisante pour rendre ostéoporotiques des femmes ayant initialement une DMO normale, mais justifie la surveillance des femmes ostéopéniques. A noter, pour les patientes sous tamoxifène, des augmentations de DMO à 5 ans de 2,77% au rachis lombaire, et 0,74% à la hanche totale. Les résultats de l'étude ATAC sont sans doute expliqués à la fois par l'effet négatif osseux de l'anti-aromatase et l'effet positif du tamoxifène: soit les anti-aromatases augmentent la fragilité osseuse, soit le tamoxifène la diminue. Cet essai a également mis en évidence une augmentation de 22% des marqueurs du remodelage osseux (NTX urinaire, phosphatases alcalines osseuses) sous anastrozole, en l'absence de métastases osseuses, en comparaison du tamoxifène.

5-4-1-2: Etudes ABCSG et ARNO 95:

Jakesz et al ont combiné les résultats des études ABCSG et ARNO 95: il s'agissait d'étudier 3224 patientes traitées par tamoxifène pendant deux ans, étaient randomisées en un groupe tamoxifène (N=1597) et un groupe anastrozole (N=1602). L'objectif principal était la survie sans récidive néoplasique [77]. Les patientes sous anastrozole, âgées en moyenne de 62,3 ans, et pendant un suivi moyen de 28 mois, ont présenté 34 fractures (2% de la population étudiée) contre 16(1%) sous tamoxifène, p=0,015* (cette différence pouvant également être liée à un effet protecteur du tamoxifène). La nature ostéoporotique ou non des fractures, et les modalités diagnostiques n'étaient pas précisées. Sous anastrozole, 19% des patientes se plaignaient de douleurs articulaires.

5-4-2: Létrozole (FEMARA®):

-Dans l'étude BIG-1 [69], sur un suivi médian de 26 mois, le taux de fractures était de 5,7% sous létrozole contre 4,0% sous tamoxifène (p<0,001).
-Dans l'étude MA.17, [78]: après un traitement adjuvant par tamoxifène pendant 5 ans, l'administration de letrozole chez des femmes ménopausées a montré une tendance à une proportion plus importante d'ostéoporose (déclarée par la patiente) dans le groupe létrozole comparé au placebo (5,8% vs 4,5% au cours du suivi, p=0,07). La proportion de fractures n'est pas significativement différente entre les deux groupes: 3,6% (létrozole) vs 2,9% (placebo). Cependant, l'étude a été arrêtée prématurément. Un sous-protocole évaluant l'évolution de la DMO et des marqueurs osseux a mis en évidence une baisse significative de la DMO à la hanche totale sous létrozole (n=122) par rapport au groupe placebo (n=104) : respectivement −3,6% et −0,71% (p=0,044), ainsi qu'une baisse significative de la DMO au rachis lombaire à 24 mois (-5,35% versus −0,7%; p=0,008). En outre, davantage de femmes sous létrozole sont devenues ostéoporotiques au rachis lombaire (L2-L4), mais la différence par rapport au placebo n'était pas significative (3,3 versus 0%) [79].

5-4-3: Exémestane (AROMASINE®):

-Etude IES [72] : Après un traitement adjuvant par tamoxifène pendant 3 ans, 4742 malades ont été randomisées pour recevoir soit de l'exemestane, soit encore du tamoxifene, pour une durée totale de 5 ans. Une incidence plus importante d'ostéoporose a également été rapportée dans le groupe exemestane vs placebo à 30,6 mois de suivi (7,4% vs 5,7%; p=0,05). Cette différence n'était plus significative à 37,4 mois. La différence d'incidence des fractures (3 ,1% vs 2,3%; p=0,08) n'était pas significative. A noter des arthralgies chez 5,4% des patientes sous exémestane (différence significative).Un sous-groupe de 206 patientes (dont 101 sous exémestane) a été étudié au niveau osseux [80]: Les patientes mises sous exemestane après le tamoxifène ont perdu 2,7% de DMO lombaire au bout de 6 mois et 3,2% à un an. Concernant les patientes maintenues sous tamoxifène, les taux moyens de perte osseuse lombaire étaient de 0,2% et 0,2% à 6 mois et un an respectivement. Les différences étaient significatives à 6 et 12 mois. (p<0,0001). Cette chute rapide de la DMO sur 6 mois pourrait être dûe autant à l'interruption du tamoxifène qu'à la mise sous exemestane.

Une étude randomisée exemestane vs placebo a été conduite chez 147 femmes ménopausées avec néoplasies mammaires peu évoluées (N-), considérées comme « à faible risque », pendant 2 ans . L'objectif principal n'était pas l'efficacité anti-tumorale, mais l'évolution de la DMO. Les objectifs secondaires concernaient les taux sanguins de lipides et des marqueurs du remodelage osseux. Cet essai comprenait un groupe placebo, car à l'époque, les patientes « à faible risque » ne recevaient pas de traitement adjuvant médicamenteux, selon les recommandations en Norvège. Ceci donne une idée claire des effets de l'exémestane sur l'os et le métabolisme lipidique, non faussée par la comparaison au tamoxifène qui est la règle dans les autres essais sur les anti-aromatases [81]. La différence de perte osseuse n'était pas significative au rachis lombaire, mais faiblement significative à la hanche entre les patientes sous exemestane (2,17% au rachis et 2,72% à la hanche) et celles sous placebo (1,84% et 1,48%). La variation moyenne du T-score était légèrement supérieure sous exemestane: -0,3vs-0,21 au rachis lombaire et -0,21vs 0,11 au col fémoral. Aucune patiente à DMO normale au départ ne devenait ostéoporotique. Il faut noter que la perte osseuse dans le groupe placebo était plus importante qu'attendu, ce qui pourrait expliquer que la différence de perte osseuse au rachis lombaire ne soit pas significative entre les deux groupes. Aucune des patientes ne recevait de supplémentation vitamino-calcique, or, en Scandinavie, aux alentours de 60 ans, il existe une forte proportion de patientes carencées en vitamine D (dans l'étude, le taux moyen de vitamine D des patientes sous exémestane était de 21,2 ng/mL ; ce taux était inférieur à 30 ng/mL chez 88% d'entre elles. Malgré cela, la perte osseuse pourrait être moindre sous exemestane comparativement aux autres anti-aromatases (possible lien avec sa structure stéroïdienne, et les effets androgéniques de son métabolite principal): les marqueurs de la formation osseuses étaient augmentés parallèlement à ceux de résorption; mais de manière plus élevée que dans le remodelage osseux normal. Ceci pourrait traduire une action anabolique du métabolite principal de l'exemestane, le 17-hydro exemestane. Il y a eu 4 fractures sous exemestane, 5 dans le groupe placebo [82]. L'hypothèse d'un effet ostéoprotecteur associé de l'exémestane, lié à des effets androgéniques, a été partiellement corroborée expérimentalement: des rates ovariectomisées traitées par exémestane et 17-hydro-exémestane avaient une augmentation significative de leur DMO (11% au rachis et 7% au fémur), de la résistance de leur os trabéculaire et cortical, et des marqueurs de résorption osseuse significativement abaissés [83]. En comparaison, les rates ovariectomisées recevant du létrozole, ou ne recevant aucun anti-aromatase présentaient une baisse significative de leur DMO, avec diminution de la résistance osseuse et augmentation des marqueurs de résorption osseuse. Des réponses plus précises devraient venir de l'essai MA-27 (National Cancer Institute of Canada / Clinical Trials Support Unit), avec des patientes randomisées en deux groupes: traitement adjuvant par exémestane vs anastrozole (le taux de fractures fait partie des objectifs secondaires).

5-5: Importance de la prévention de l'ostéoporose:

Comme nous l'avons vu, les patientes atteintes de néoplasie mammaire ont déjà un sur-risque d'ostéoporose, lié à différents facteurs. Ce risque est encore accru par l'usage croissant des anti-aromatases. Une manière d'aborder le problème serait de dépister par des ostéodensitométries régulières toutes les patientes atteintes, et de les traiter par bisphosphonates quand nécessaire. Ceci pose toutefois un problème de coût. Le fait de considérer les facteurs de risque d'ostéoporose et de fractures pourrait aider à identifier les patientes qui tireraient le plus grand bénéfice de cet examen, et d'un traitement anti-ostéoporotique. La société américaine d'oncologie (ASCO) a publié des recommandations dans ce sens, pour aider à identifier les patientes à haut risque par une série de critères, et à guider le traitement selon les résultats de l'ostéodensitométrie de la hanche ou du rachis [5].

5-5-1: Prise en charge diagnostique:

La densitométrie osseuse par absorptiométrie biphotonique à rayons X reste la méthode de référence de la mesure de la DMO au rachis lombaire et à la hanche. Il s'agit d'une méthode fiable (reproductibilité d'environ 1% au rachis) et inoffensive (irradiation: environ 1/10 d'une radiographie thoracique). Elle permet d'obtenir des résultats quantitatifs (en grammes de minéral osseux par centimètre carré: densité surfacique en g/cm^2) qui s'interprètent en fonction de valeurs de référence. La valeur de référence est la valeur moyenne théorique de l'adulte jeune de même sexe, c'est-à-dire en pratique la moyenne des femmes de 20 ans. L'écart entre la valeur du sujet et cette valeur théorique s'exprime en écart-type, par un T-score. L'ostéoporose densitométrique se définit par un T-score ≤-2,5 et l'ostéopénie par un T-score compris strictement entre -1 et -2,5. Une baisse de T-score de 0,10 écart type pourrait augmenter le risque fracturaire à la hanche de 10% à 11% pour une femme de 60 à 70 ans avec un T-score à zéro, et de 17% à 18% pour un T-score à -1 écart type [8]. En pratique, l'évaluation du risque fracturaire dépendra du recueil des facteurs de risque cliniques [9]. Avec les progrès thérapeutique, l'espérance de vie des patientes atteintes de néoplasie mammaire augmente. La supplémentation vitamino-calcique, l'arrêt du tabac et une activité physique régulière sont autant de mesures hygiéno-diététiques pouvant améliorer la santé globale de cette population, et son capital osseux. Toutes les patientes sous anti-aromatase devraient également bénéficier de mesures régulières de leur DMO, et recevoir des bisphosphonates selon les recommandations publiées.

5-5-2: Supplémentation vitamino-calcique:

Le calcium et la vitamine D sont utiles dans la prévention des fractures ostéoporotiques chez les femmes âgées et pourrait ralentir la perte osseuse chez les femmes de plus de 65 ans. Cette supplémentation a peu d'effets secondaires et devrait être prescrite en routine, seule ou en association avec un bisphosphonate [84]. Une petite étude rétrospective suggère que la prise de calcium et de vitamine D est très rare chez les patientes avec cancer du sein récemment diagnostiqué [85].

5-5-3 : Traitements anti-résorptifs :

5-5-3-1 : Les bisphosphonates: généralités :

Les bisphosphonates sont de puissants freinateurs de la résorption osseuse, et sont largement utilisés à la fois en cancérologie et dans la prévention et le traitement des fractures vertébrales et non vertébrales ostéoporotiques. Les contre-indications sont exceptionnelles et la tolérance le plus souvent bonne, surtout avec les nouveaux modes d'administration (mensuel, trimestriel voire annuel). Le bénéfice des bisphosphonates oraux actuellement utilisés dans l'ostéoporose (alendronate, risédronate, ibandronate) sur les événements osseux liés à l'évolution du cancer reste cependant à préciser. Le choix d'un traitement anti-ostéoporotique chez une patiente ayant un cancer du sein est déterminé par le ratio bénéfices / risques du traitement en fonction de l'âge, des autres facteurs de risque d'ostéoporose et du stade évolutif du cancer du sein [22].

5-5-3-2: Intérêt des bisphosphonates chez les patientes atteintes de néoplasie mammaire:

L'incidence fracturaire au cours des traitements par anti-aromatase est supérieure à celle sous tamoxifène, mais reste très faible. L'état osseux se gère comme celui de toute femme ménopausée ayant un facteur de risque supplémentaire. En cas d'ostéoporose, les bisphosphonates sont utiles. Ce sont de puissants inhibiteurs de la fonction ostéoclastique, qui peuvent améliorer la DMO lombaire de 5 à 10% en 2 ans. Cette amélioration correspond à une réduction du risque fracturaire d'environ 50% [86]. Parmi les bisphosphonates ayant un bénéfice clinique prouvé sur le risque fracturaire chez toutes les femmes, on retrouve l'alendronate [87 ; 88 ; 89 ; 90] et le risédronate [91 ; 92]. Les bisphosphonates intraveineux actuellement disponibles comprennent le pamidronate (qui n'a pas l'A.M.M dans l'ostéoporose), l'acide zolédronique et l'ibandronate. L'acide zolédronique peut être administré de manière annuelle à la dose de 5mg, et est aussi puissant que les formes orales journalières [93].

Dans le traitement de la perte osseuse induite par les cancers, les premières études ont démontré l'intérêt des bisphosphonates pour préserver la masse osseuse et probablement prévenir l'ostéoporose. Une étude évoque l'usage du risédronate pour la prévention de la perte osseuse induite par la ménopause précoce sous chimiothérapie [36]. L'étude, portant sur 53 femmes atteintes d'une néoplasie mammaire, a montré une prévention de la perte osseuse à la fois trabéculaire et corticale du fait de la prescription de risédronate 30mg/j par cycles de 2 semaines tous les 3 mois. A 2 ans de suivi, la différence moyenne de la DMO entre les deux groupes risédronate et placebo était de 2,5% +/- (-1,2%) au rachis (p<0,04) et de 2,6%+/- (-1,1%) au col fémoral (p<0,03). La tolérance du traitement était satisfaisante. Powles et al ont étudié plus de 300 femmes avec des cancers du sein primitifs opérables dans une étude sur le clodronate utilisé en adjuvant [94]. Au bout de 2 ans, les patientes sous placebo ont perdu en moyenne 1,88% de DMO lombaire contre 0,16% pour les patientes sous clodronate (p=0,04). Deux autres études ont évalué l'efficacité du clodronate 1600mg/j chez des femmes en préménopause traitées pour un cancer du sein avec chimiothérapie adjuvante (cyclophosphamide, méthotrexate, 5-fluoro-uracile) [37 ; 35]. Les deux études ont mis en évidence une perte osseuse moindre chez les patientes traitées par clodronate. Dans l'étude de

Vehmanen, le traitement par bisphosphonate avait une durée de 3 ans; la perte osseuse au rachis était de -3% en comparaison à -7,4% pour le groupe contrôle (p=0,003); par contre,il n'était pas retrouvé de différence significative au col fémoral (-1,7% vs -2,8% ;p=0,86).Concernant l'acide zolédronique intraveineux, il semble avoir un effet significativement positif sur les DMO lombaire et de la hanche (p<0,0001) chez les femmes non ménopausées avec cancer du sein traité par goséréline et tamoxifène ou goséréline et anastrozole [95]. L'étude portait sur 138 femmes non ménopausées ayant un cancer du sein RH+. Ces femmes, âgées en moyenne de 44,8 ans, traitées par goséréline (castration chimique), ont passé une ostéodensitométrie à J0 et à 6 mois. La perte osseuse était significativement diminuée par la prise de zolédronate (4 mg / 6 mois). La perte osseuse sous goséréline+anastrozole était supérieure à celle constatée sous goséréline + tamoxifène. Le raloxifène est en revanche déconseillé, car dans l'étude ATAC, l'association tamoxifène-anastrozole pénalise le bénéfice carcinologique. L'administration de calcium (500mg à 1g par jour selon les apports alimentaires spontanés) et de vitamine D (800 UI/jour) est utile en cas de carence, notamment avant l'instauration d'un traitement par bisphosphonate. Ce traitement, seul, n'a en revanche pas prouvé son efficacité dans la prévention de la perte osseuse induite par les anti-aromatases. Gnant et al ont rapporté les résultats d'un essai randomisé comparant le tamoxifène, l'anastrozole, et les associations tamoxifène-zolédronate (4 mg tous les 6 mois) et anastrozole-zoledronate (4 mg tous les 6 mois) chez des patientes préménopausées recevant de plus un traitement par agoniste du GnRH. L'évaluation de la densité osseuse a montré une perte osseuse significative de 14% à 3 ans chez les patientes non traitées par zolédronate. Il n'y avait aucune perte osseuse dans les groupes traités par zoledronate. Cette perte osseuse majeure est probablement liée au traitement associé par agoniste du GnRH chez ces patientes jeunes [95]. L'essai randomisé Z-FAST, portant sur 587 patientes, a cherché à déterminer la stratégie optimale afin de prévenir la perte osseuse chez des femmes ménopausées à densité osseuse normale traitées par létrozole: débuter le zolédronate 4mg (1 injection tous les 6 mois) dès le début du traitement par anti-aromatase, ou attendre la diminution de la densité osseuse avant de débuter le traitement. A 1 an, le zolédronate prévient la perte osseuse chez la femme ménopausée recevant un traitement par létrozole. Dans le groupe non traité par zolédronate, 4 et 8% des patientes ont une diminution significative de la perte osseuse à 6 et 12 mois nécessitant un recours secondaire au traitement par zolédronate. A un an, la différence de perte osseuse en DMO au rachis lombaire et à la hanche totale était respectivement de 3,33% et 2,42%, en faveur du groupe traité d'emblée par zolédronate [96]. Le pendant européen de ce protocole est l'étude ZO-FAST [97]. Il est logique aujourd'hui de proposer un traitement par bisphosphonate chez les femmes ménopausées recevant un anti-aromatase, et ayant déjà souffert d'une fracture ostéoporotique et/ou ayant une DMO avec un T-score inférieur à -2,5. Chez les patientes non fracturées avec une densité osseuse au-dessus de ce seuil, il n'est pas possible aujourd'hui de connaître l'intérêt d'un tel traitement préventif. En cas d'ostéopénie, on peut proposer un traitement par bisphosphonate chez les patientes les plus âgées et / ou s'il existe plusieurs facteurs de risque associés de fracture (antécédent de corticothérapie, maigreur, ostéoporose familiale, augmentation importante des marqueurs de résorption...) [98].

5-6: Etude préliminaire:

Dans notre étude, nous avons examiné le statut osseux de patientes atteintes de néoplasie mammaire, et traitées par anti-aromatase (consultations de rhumatologie régulières avec ostéodensitométries lombaires et fémorales, recueil des facteurs de risque d'ostéoporose, des événements fracturaires). Ces patientes ont déjà fait l'objet d'une première étude en 2006: A ce moment-là, 132 femmes ont été considérées: elles étaient âgées en moyenne de 58,2 +/- 8,9 ans (30 à 60 ans), ménopausées depuis 8,4 +/- 8,8 ans, et 39 avaient eu un traitement hormonal substitutif pendant une durée moyenne de 6 +/- 3,8 ans. Vingt d'entre elles avaient déjà eu une ou plusieurs fractures survenues pour un traumatisme minime et 36 avaient des antécédents d'ostéoporose familiale (dont 12 fractures du col fémoral chez la mère). Cinq recevaient ou avaient reçu une corticothérapie orale au long cours. La densité minérale osseuse était normale chez 55 patientes; une ostéopénie lombaire et / ou fémorale était notée chez 60 patientes et une ostéoporose lombaire et / ou fémorale chez 17 patientes. L'examen clinique et le bilan biologique ont permis dans ce cas d'éliminer une autre cause d'ostéopathie fragilisante. Des fractures vertébrales ont été découvertes chez 4 patientes. Une hypovitaminose D (<20µg/L) avait été retrouvée dans 50 cas. Par ailleurs, 49 patientes avaient des apports alimentaires calciques inférieurs à 800 mg/jour. Une correction des carences en calcium et vitamine D a été effectuée. Cinq patientes bénéficiaient déjà d'un traitement par alendronate (2), raloxifène (1) ou étidronate (2); ces derniers traitements ont été remplacés par alendronate ou risédronate. Un traitement par bisphosphonate a été débuté dans 14 cas [99].

6-Matériels et méthodes:

Il s'agit d'une étude ouverte, prospective, non contrôlée, non randomisée. Nous avons étudié 204 patientes, adressées par le service d'oncologie pour suivi du statut osseux sous anti-aromatases. Ces patientes ont été vues en consultation de rhumatologie de manière annuelle. La période d'inclusion va de décembre 2003 à juillet 2008.

6-1: Consultation initiale:

6-1-1: Données d'anamnèse:

-Facteurs de risque d'ostéoporose (âge, poids et taille pour calcul de l'IMC, âge de la ménopause, ancienneté de la ménopause lors de la mise sous anti-aromatase, antécédents personnels et familiaux de fractures ostéoporotiques, consommation d'alcool et de tabac (Paquets-Années), antécédents d'endocrinopathies, causes d'ostéoporoses secondaires, prise de corticoïdes pour une pathologie générale ou avec la chimiothérapie)
-Traitement de la néoplasie mammaire (chirurgie, radiothérapie + / - chimiothérapie, prise ou non de tamoxifène, nom de l'anti-aromatase et date d'instauration)
-Prise ou non d'un THS
-Traitements par supplémentation vitamino-calcique, bisphosphonates ou autres traitements anti-ostéoporotiques éventuellement reçus.

6-1-2: Paramètres mesurés:

-Evaluation de la consommation calcique journalière (mg/j) par un questionnaire alimentaire (questionnaire de Fardellone).
-Mesure de la Densité Minérale Osseuse (g/cm^2): Les mesures ont été réalisées au CHU de Poitiers. L'appareil initial était de la marque HOLOGIC QDR 2000®. Il a été remplacé le 23 juin 2005 par un appareil HOLOGIC Discovery® : pour les patientes incluses avant cette date, nous n'avons tenu compte que des valeurs de DMO mesurées sur le premier appareil, afin que les mesures restent reproductibles.
La DMO initiale était mesurée au rachis lombaire (L1-L4 sauf en cas de tassement d'une vertèbre ou d'arthrose importante: la vertèbre en cause était alors exclue du champ de mesure), au col fémoral et à la hanche totale. L'évolution de la DMO sur les examens successifs a été considérée au rachis lombaire et à la hanche totale.

-Dosage de la 25-hydroxy vitamine D3 et de la Parathormone, bilan phosphocalcique, dosage du CTX sérique: une ordonnance était remise à la patiente afin que les dosages soient effectués en laboratoire de ville ou à l'hôpital.

-Des radiographies du rachis lombaire étaient réalisées en cas de douleur lombaire ou de perte de plus de 3cm par rapport à la taille à 30 ans.

-En cas d'ostéoporose densitométrique et / ou de fracture ostéoporotique (actuelle ou passée), les patientes étaient mises sous Bisphosphonates (Risédronate ou Alendronate). De même, toute carence en Calcium et / ou vitamine D était systématiquement supplémentée.

6-2: Consultations de suivi:

Elles étaient réalisées de manière annuelle, avec un interrogatoire (évolution de la néoplasie, traitements (anticancéreux, calcium, vitamine D, bisphosphonates), effets secondaires, observance thérapeutique, fractures), un examen clinique rhumatologique, un contrôle des taux de vitamine D, de CTX sérique, de la densitométrie osseuse, des radiographies en cas de suspicion de fracture.

6-3: Population considérée:

6-3-1: Patientes analysées:

Nous avons réalisé une première étude épidémiologique, descriptive, sur l'ensemble des patientes sous anti-aromatases ayant été vues en consultation de rhumatologie.

Les critères d'inclusion étaient: un diagnostic de néoplasie mammaire prouvée par un prélèvement à visée anatomopathologique, sans localisation métastatique, RE+, avec instauration d'un traitement par anti-aromatase après chirurgie d'exérèse en marges saines, curage ganglionnaire, radiothérapie + / - chimiothérapie adjuvante. Les patientes devaient être ménopausées (ménopause naturelle, induite par la chimiothérapie, castration chirurgicale ou chimique).

6-3-2: Etude de la DMO:

Nous avons ensuite étudié la DMO et son évolution sur un sous-groupe de patientes sélectionnées selon les critères suivants: Etaient exclues les patientes pour lesquelles le délai entre la mise sous anti-aromatase et la première mesure de DMO excédait 3 mois, celles dont la DMO avait été mesurée sur un autre appareil, les patientes ayant une cause d'ostéoporose secondaire pouvant interférer avec l'effet osseux de l'anti-aromatase, les patientes participant à l'essai ZO-FAST(traitement intensif par bisphosphonates intraveineux). En cas d'arrêt de l'anti-aromatase, ou de switch anti-aromatase-tamoxifène, les patientes étaient exclues de l'étude sur la DMO. En revanche, l'étude était poursuivie en cas de changement de molécule entre les trois anti-aromatases. Pour les patientes ayant eu au moins deux mesures densitométriques, la perte osseuse sur un an a pu être mesurée.

6-4: Analyse statistique:

Données numériques entrées sur un tableur Excel®

6-4-1: Pour l'étude initiale:

Les résultats sont exprimés en moyenne (avec écart-type et valeurs minimale et maximale).

6-4-2: Pour l'étude portant sur la DMO:

6-4-2-1: Etapes de l'analyse:

Nous avons étudié dans un premier temps la DMO de 121 patientes sélectionnées, en testant les corrélations avec différentes caractéristiques de cette population.

Dans un deuxième temps, nous avons considéré l'évolution de la DMO de 56 patientes sur un an, avec nouvelle recherche des liens éventuels avec différents facteurs de perte osseuse présomptifs. Dans les deux cas, cette recherche de facteurs de risque a été réalisée successivement en analyse univariée, puis multivariée, afin d'isoler les facteurs corrélés de manière indépendante avec une DMO basse (étude sur 121 patientes), et avec une perte rapide de DMO la première année (étude sur 56 patientes). Les tests ont été effectués aux trois sites de mesure pour l'étude portant sur la DMO initiale, et uniquement au rachis lombaire et à la hanche totale pour l'étude de l'évolution de la DMO sur un an.

6-4-2-2: Tests statistiques utilisés:

6-4-2-2-1: Analyse initiale de la DMO:

-Pour les facteurs de risque quantitatifs:

Nous avons utilisé un test non paramétrique, avec un coefficient de corrélation type Spearman (résultat compris entre -1 et 1, le signe reflétant le caractère positif ou négatif de la corrélation, et la valeur absolue traduisant la force de l'association). Cette valeur est accompagnée d'une valeur p (la corrélation est significative en cas de $p < 0,05$).

-Pour les facteurs de risque qualitatifs :

Nous avons utilisé pour l'analyse univariée un test de Mann-Whitney (test non paramétrique de comparaison de moyenne).

6-4-2-2-2: Evolution de la DMO:

6-4-2-2-2-1: Mesure d'une différence en g/cm²:

On étudie ici des moyennes de perte osseuse aux deux sites (variables quantitatives).

Nous avons considéré comme significative une variation de DMO de 0,027g/cm² à la hanche totale et 0,034g/cm² au rachis lombaire [100]. Nous avons utilisé un test non paramétrique de Wilkonsin afin de tester la significativité de la perte de DMO aux deux sites de mesure.

6-4-2-2-2-2: Expression en T-score:

Il s'agit d'une approche plus descriptive: on raisonne ici en termes de seuils de DMO: stabilité, augmentation ou diminution. Les patientes sont par ailleurs classées en trois catégories: statut osseux normal (T-score $\geq$-1), ostéopénie (T-score compris entre -1 et -2,5), et ostéoporose (T-score $\leq$-2,5). On a ainsi pu dénombrer les patientes ayant changé de statut osseux au bout d'un an de traitement par anti-aromatase. Pour les valeurs de T-score situées à la limite entre deux catégories, l'interprétation doit être prudente, car les variations pourraient résulter de fluctuations de mesure liées à l'appareil (problèmes de reproductibilité). Dans ce dernier cas, les variations auraient une distribution plutôt symétrique entre amélioration et détérioration (fluctuations liées au hasard).

6-4-2-2-2-3: Facteurs prédictifs:

En travaillant sur les différences de DMO en g/cm², nous avons utilisé un coefficient de Spearman.

6-4-2-2-2-4: Individualisation de sous-groupes:

Nous avons considéré les patientes mises sous bisphosphonates, et celles supplémentées par vitamine D lors de la première consultation, et stratifié l'étude de l'évolution de la DMO par rapport à ces deux biais potentiels.

Nous avons en outre individualisé une variable à 3 classes (en comparaison de moyenne de baisse de DMO, car l'effectif faible des patientes mises sous bisphosphonates pénalisait l'interprétation des différences): Patientes mises sous bisphosphonates + / - vitamine D (N=9), patientes mises sous vitamine D seule (N=23), patientes ne bénéficiant d'aucun de ces deux traitements lors de la première année de suivi (N=24). Le test utilisé ici est un test de Kruskal et Wallis.

6-4-2-2-3: Analyse multivariée:

Nous avons recherché les facteurs de risque mutuellement indépendants, pour les études de la DMO de départ, et de la perte de DMO sur un an.

Nous avons tout d'abord considéré ces facteurs dans leur ensemble, puis selon un modèle restreint en éliminant de manière successive les facteurs les moins significatifs afin de faire ressortir les associations les plus fortes à la variable étudiée.

6-5: Recherches bibliographiques:

Nous avons effectué des recherches surpubmed, scienceDirect.
Nous avons également utilisé les cours du D.I.U du G.R.I.O (année 2006-2007).

7-Résultats:

7-1: Etude initiale des 204 patientes:

204 patientes ont été vues en consultation de rhumatologie entre décembre 2003 et juillet 2008, selon les modalités décrites dans le chapitre 6.

7-1-1: Caractéristiques (épidémiologie descriptive):

Les patientes étaient âgées en moyenne de 59 ans (+/-9 ans; 36-81 ans).

7-1-1-1: Concernant les facteurs de risque d'ostéoporose:

7-1-1-1-1: Facteurs intrinsèques:

L'âge moyen de la ménopause était de 49,4 ans (+/-5,07; 27-63), le délai entre la ménopause et la mise sous anti-aromatase était en moyenne de 8,63 ans(+/-8,68; 0 -44), 11 patientes avaient eu au moins une fracture ostéoporotique (et 47 au moins une fracture non ostéoporotique), 57 patientes avaient des antécédents familiaux d'ostéoporose(fracture(s) ostéoporotique(s) chez un parent du premier degré), l'IMC moyen était de 28,82 kg/m² (+/-5,75; 15-56).

7-1-1-1-2: Facteurs extrinsèques:

Quarante trois patientes étaient fumeuses. La consommation moyenne globale était estimée à 3,71 Paquets-Années (+/-9,53; 0-60), 3 patientes consommaient au moins trois verres de vin par jour, 148 patientes avaient reçu une chimiothérapie à visée mammaire, dont 136 étaient accompagnées de corticoïdes. Quinze patientes avaient reçu une corticothérapie au long cours pour un autre motif. Par ailleurs, 10 patientes avaient d'autres causes d'ostéoporoses secondaires (7 castrations chimiques, 2 hyperparathyroïdies primaires, une épilepsie traitée par DEPAKINE®).

7-1-1-2: Autres caractéristiques:

En outre, 55 patientes avaient reçu un THS, 45 patientes avaient reçu du tamoxifène (dont 32 avant la mise sous anti-aromatase). Au total, les 204 patientes avaient eu du tamoxifène pendant une durée moyenne de 0,47 an (+/-1,17; 0-8). A l'inclusion, les patientes étaient sous anti-aromatase depuis en moyenne 6 mois (+/-12; (-13) à 57). Cent soixante six patientes étaient sous anastrozole, 29 sous létrozole, 8 sous exémestane et une sous une molécule non précisée. Le traitement par anti-aromatase avait été instauré entre février 2002 et mai 2008.

Concernant les traitements ostéoprotecteurs, à l'inclusion, 188 patientes ne prenaient aucun traitement préventif à visée osseuse, 9 étaient sous calcium+vitamine D, une sous vitamine D seule, une sous bisphosphonate seul, deux sous bisphosphonate+vitamine D, trois sous calcium+vitamine D+bisphosphonate.

<u>Tableau 4</u>: Caractéristiques de départ des 204 patientes (moyenne, écart type, minimum et maximum-ou effectif concerné):

Effectif:	204
Période d'inclusion:	Décembre 2003 à Juillet 2008
Age moyen (ans):	59 +/-9; 36-81
Age moyen de ménopause (ans):	49,4 +/-5,07; 27-63
Délai moyen entre la date de la ménopause et la mise sous anti-aromatase (années):	8,63 +/-8,68; 0-44
Antécédents personnels de fractures ostéoporotiques (au moins une; nombre de patientes):	11
Antécédents familiaux de fractures ostéoporotiques:	57
IMC moyen (kg/m²):	28,82 +/-5,75; 15-56
Endocrinopathie (nombre de patientes):	44
Tabagisme (P.A et nombre de patientes fumeuses):	3,71 +/-9,53; 0-60 43
Consommation d'alcool $\geq$ 3 verres de vin/jour (nombre de patientes):	3
Chimiothérapie (nombre de patientes):	148
Corticothérapie (nombre de patientes: corticothérapie associée à la chimiothérapie et au long cours pour un autre motif):	136 15
Ostéoporoses secondaires (nombre de patientes):	10
THS (nombre de patientes):	55
Tamoxifène (nombre de patientes en ayant reçu avant la mise sous anti-aromatase; après, durée moyenne de traitement en années):	32; 13 0,47 +/-1,17; 0-8
Durée moyenne du traitement par anti-aromatase lors de la première ostéodensitométrie (mois):	6 +/-12;-13 à 57
Anastrozole (nombre de patientes):	166
Létrozole (nombre de patientes):	29
Exémestane (nombre de patientes):	8
Période de mise sous anti-aromatase:	Février 2002 à Mai 2008
Traitement anti-ostéoporotique de départ (catégories et effectifs de patientes correspondants):	Aucun traitement: 188 Calcium+vitamine D: 9 Vitamine D seule: 1 Bisphosphonate seul: 1 Bisphosphonate+vitamine D: 2 Calcium+vitamine D+bisphosphonate: 3

7-1-2: Evolution et suivi:

Au cours du suivi, sur les 204 patientes, 3 ont présenté au moins une fracture ostéoporotique, 26 ont été mises sous bisphosphonate (3 patientes n'ont pas pu recevoir ce traitement malgré l'indication, en raison d'un refus ou de contre-indications).

7-1-2-1: Tolérance des anti-aromatases:

Quatre vingt huit patientes ont présenté des douleurs articulaires, apparues sous anti-aromatases. Chez 16 patientes, ces manifestations ont été à l'origine d'un arrêt du traitement. Il y a eu au total 29 arrêts des anti-aromatases pour effets indésirables (16 pour douleurs articulaires, 2 pour allergie cutanée, 2 pour fatigue, 3 pour des motifs mal précisés, 3 pour saignements vaginaux, 1 pour troubles digestifs, 1 pour malaises, 1 pour élévation de la cholestérolémie). L'ensemble de ces effets indésirables avaient déjà été décrits dans la littérature, et dans les caractéristiques des produits. Enfin, pour 4 patientes, l'anti-aromatase a été arrêté au bout de 5 ans d'hormonothérapie (durée maximale recommandée à ce moment-là).

7-1-2-2: Evolution de la néoplasie:

Six patientes ont arrêté l'anti-aromatase pour rechute néoplasique, le plus souvent métastatique. Quatre patientes sont décédées en cours de suivi suite à l'évolution de la maladie.

7-1-2-3: Patientes perdues de vue:

Quarante patientes ont été perdues de vue(ne se sont pas présentées à leur dernier rendez-vous). 127 patientes ont passé deux ostéodensitométries dans le cadre de l'étude, 56 en ont passé 3, 21 en ont eu 4 et deux patientes ont eu 5 examens successifs.

7-1-3: Paramètres mesurés:

7-1-3-1: Fractures vertébrales prévalentes:

Chez 8 patientes, au moins une fracturte vertébrale a été découverte (13 fractures vertébrales au total) lors de la consultation initiale (radiographies non systématiques).

7-1-3-2: Ration calcique:
La ration calcique moyenne journalière était de 932 mg/j (+/- 298; 310-1920).

7-1-3-3: Dosage de la vitamine D et des marqueurs de la résorption osseuse:

La 25-OH vitamine D3 a été mesurée initialement chez 144 patientes. Chez ces patientes, elle était en moyenne de 16,75 microgrammes/Litre.

Le CTX sérique a, lui, été mesuré chez 50 patientes: il était alors en moyenne de 0,658 ng/ml (pour une valeur normale<0,573 ng/ml).

7-1-3-4: Mesure de la DMO:

Au rachis lombaire, la DMO moyenne de départ était de $0,954$ g/cm^2 (+/-0,148; 0,536-1,724)

Au col fémoral: 0,746 g/cm^2 (+/-0,096; 0,529-0,975)

A la hanche totale: 0,836 g/cm^2 (+/-0,106; 0,56-1,089).

7-1-3-5: Expression en T-score:

Au rachis lombaire: T-score moyen:-0,750 (+/-1,4 ; -4,7 à 6,6)

Au col fémoral : -0,964 (+/-0,817 ;-2,7 à 1)

A la hanche totale : -0,809 (+/-0,816 ;-3,2 à 1,19).

Sur les 204 patientes, 23 (soit 11,3% des patientes) étaient ostéoporotiques sur au moins un des trois sites de mesure, 103 (50,5%) ostéopéniques et 78 (38,2%) avaient un statut densitométrique à l'inclusion normal.

Tableau 5: Evolution et suivi (204 patientes):

Fractures ostéoporotiques diagnostiquées lors du suivi (nombre de patientes N ayant eu au moins une fracture):	3
Patientes mises sous bisphosphonates en cours de suivi (N):	26
Douleurs articulaires lors du suivi (N):	88
Arrêts de l'anti-aromatase pour effet indésirable (N):	29 arrêts: douleurs articulaires (16), allergie cutanée (2), fatigue (2), non précisé (3), saignements vaginaux (3), troubles digestifs (1), malaises (1), hypercholestérolémie (1)
Arrêts pour évolution néoplasique (N):	6
Décès en cours de suivi (N):	4
Arrêts au bout de 5 ans d'hormonothérapie (N):	4
Perdues de vue (N):	40
Deux ostéodensitométries réalisées (N):	127
Trois ostéodensitométries (N):	56
Quatre ostéodensitométries (N):	21
Cinq ostéodensitométries (N):	2

Tableau 6: Paramètres mesurés:

Fractures vertébrales découvertes à l'inclusion (nombre N de patientes et nombre de fractures):	8 13
Ration calcique moyenne à l'inclusion (mg/j):	932 +/-298; 310-1920
Taux sérique de 25 hydroxy-vitamine D3 à l'inclusion (moyenne sur 144 patientes; microgrammes/L):	16,75
CTX sérique moyen à l'inclusion (moyenne sur 50 patientes; ng/mL):	0,658
DMO moyenne à l'inclusion (g/cm²): -Rachis lombaire: -Col fémoral: -Hanche totale:	 0,954 +/-0,148; 0,536-1,724 0,746 +/-0,096; 0,529-0,975 0,836 +/-0,106; 0,56-1,089
T-score moyen à l'inclusion: -Rachis lombaire: -Col fémoral: -Hanche totale:	 -0,750 +/-1,4;-4,7-6,6 -0,964 +/-0,817;-2,7-1 -0,809 +/-0,816;-3,2-1,19
Statut osseux à l'inclusion (N correspondants et pourcentage): -Normal: -Ostéopénie: -Ostéoporose:	 78(38,2%) 103(50,5%) 23(11,3%)

7-2 : Etude sur la DMO:

7-2-1: DMO à l'inclusion:

Sur 204 observations, 83 ont été exclues (délai trop important entre l'ODM et début du traitement, les 10 ostéoporoses secondaires).121 observations sont utilisables pour l'analyse du statut osseux initial et des facteurs de risque.

7-2-1-1: Statistiques descriptives:

7-2-1-1-1: Variables quantitatives (tableau 7):

VARIABLE:	EFFECTIF:	MOYENNE:	ECART-TYPE :	MINIMUM:	MAXIMUM:
Age:	121	59,33	+/-8,43	43,00	80,00
Délai inclusion-mise sous anti-aromatase (mois):	121	0,79	+/-1,37	-3,00	3,00
Age de la ménopause:	116	49,71	+/-5,21	27,00	63,00
Années de ménopause avant traitement:	116	9,43	+/-9,20	0,00	44,00
THS (années):	121	2,04	+/-4,49	0,00	31,00
IMC (kg/m²):	119	27,19	+/-6,29	18,00	56,00
Tabac (P.A):	121	3,70	+/-9,72	0,00	60,00
Ration calcique (mg/j):	121	886,17	+/-248,29	310,00	1510,00
DMO rachis (g/m²):	121	0,96	+/-0,16	0,67	1,72
T-score rachis:	121	-0,71	+/-1,54	-3,40	6,60
DMO col (g/cm²):	120	0,74	+/-0,10	0,55	0,98
T-score col:	120	-0,96	+/-0,86	-2,58	1,00
DMO hanche totale (g/cm²):	121	0,84	+/-0,11	0,56	1,09
T-score hanche totale:	121	-0,77	+/-0,84	-2,64	1,19
Vitamine D3 (µg/L):	90	16,58	+/-8,81	5,20	43,50

7-2-1-1-2: Variables qualitatives:

Concernant l'IMC (g/cm²): 2,52% des patientes sont maigres (IMC<19), 56,30% des patientes sont en surpoids (IMC>25), et 41,18% ont un IMC considéré comme normal. (Effectif considéré: 119 patientes).

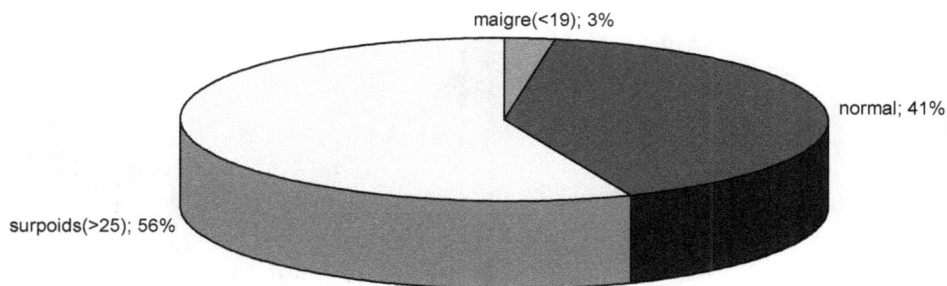

maigre(<19); 3%

normal; 41%

surpoids(>25); 56%

Seules 5,79% des patientes avaient eu au moins une fracture ostéoporotique.

Sur 119 patientes, 30,25% ont au moins un antécédent familial de fracture ostéoporotique (chez un parent du premier degré).

22,31% des patientes avaient une endocrinopathie (17,36% avaient une pathologie thyroïdienne supplémentée par LEVOTHYROX®).

Deux patientes sur 121 avouaient consommer au moins 3 verres de vin par jour (1,65%).

68,60% des 121 patientes avaient reçu des corticoïdes (62,81% des patientes les ayant reçus à l'occasion de la chimiothérapie).

66,94% des patientes avaient eu une chimiothérapie adjuvante.

9,09% des patientes avaient reçu du tamoxifène avant l'anti-aromatase

Concernant le choix de l'anti-aromatase, 81,82% des patientes ont été mises sous ARIMIDEX®, 15,70% sous FEMARA® et 2,48% sous AROMASINE®.

Figure 2: Répartition des trois anti-aromatases (121 patientes):

44

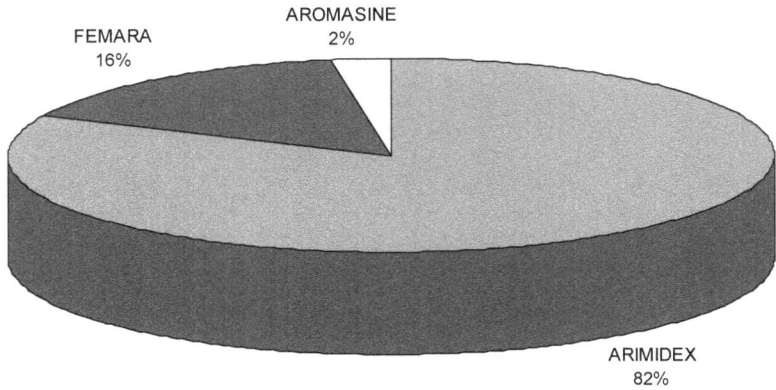

AROMASINE 2%

FEMARA 16%

ARIMIDEX 82%

Au départ, 2,48% des patientes recevaient des bisphosphonates (13,22% après la première ostéodensitométrie). Pour la supplémentation en vitamine D: 8,36% des patientes étaient déjà supplémentées à l'inclusion (49,58% après la première ODM). Concernant la prise orale de calcium: 6,61% puis 42,15%.

Des fractures vertébrales ostéoporotiques (au moins une fracture) ont été découvertes chez 4,97% des 121 patientes.

Sur les 121 patientes, 17 étaient ostéoporotiques sur au moins un des trois sites de mesure (soit 14% des patientes), 58 étaient ostéopéniques (48%) et 46 avaient une DMO normale (38%).

7-2-1-2: Analyse univariée des facteurs de risque:

7-2-1-2-1: Variables quantitatives:

La DMO initiale est corrélée de manière positive et significative à quatre paramètres: il existe une corrélation positive avec l'IMC à tous les sites de mesure, et avec l'âge de la ménopause au niveau de la hanche totale (avec une tendance proche de la significativité au niveau du rachis lombaire pour ce dernier paramètre). Les corrélations sont en revanche significativement négatives à tous les sites avec l'âge et surtout le délai entre la ménopause et la mise sous anti-aromatase. (Ces deux derniers facteurs étant sans doute très liés).

Il n'y a en revanche aucune corrélation significative avec le délai en mois séparant la mise sous anti-aromatases et l'ostéodensitométrie, ni la durée de traitement par T.H.S, ni le tabagisme en paquets-années, ni la ration calcique. A noter, une corrélation négative avec le taux de vitamine D, au rachis et à la hanche, résultant sans doute d'une intrication avec d'autres variables. Il faut noter que cette corrélation n'a pu être étudiée que sur 90 patientes.

Tableau 8: Analyse univariée des facteurs corrélés à la DMO (coefficients de Spearman):

	DMO rachis	DMO col	DMO hanche totale
Age (années)	**-0,18775 (p=0,0392)***	**-0,26048 (p=0,0041)***	**-0,20165 (p=0,0266)***
Délai traitement-ODM (années)	N.S	N.S	N.S
Age de la ménopause (années)	0,17763 (p=0,0564) N.S	N.S	**0,20190 (p=0,0297)***
Délai ménopause-traitement (années)	**-0,28647 (p=0,0018)***	**-0,33114 (p=0,0003)***	**-0,25826 (p=0,0051)***
THS (oui/non)	N.S	N.S	N.S
IMC (kg/m²)	**0,20572 (p=0,0248)***	**0,30226 (p=0,0009)***	**0,31189 (p=0,0006)***
Tabac (P.A)	N.S	N.S	N.S
Ration calcique (mg/j)	N.S	N.S	N.S
Taux de vitamine D	**-0,21497 (p=0,0419)***	N.S	**-0,20960 (p=0,0474)***

7-2-1-2-2: Variables qualitatives:

En utilisant un test de Mann-Whitney, aucune des variables qualitatives testées n'apparaît corrélée à la DMO initiale des patientes (chimiothérapie, prise de tamoxifène, ostéoporose familiale, corticoïdes, endocrinopathie).

7-2-1-3: Analyse multivariée des facteurs de risque de DMO basse:

En modèle restreint (élimination successive des variables les moins significatives), les facteurs liés à la DMO de manière indépendante sont l'IMC et le délai entre ménopause et mise sous anti-aromatase, aux trois sites de mesure. A la hanche totale, apparaît un facteur supplémentaire: le délai en mois entre la mise sous anti-aromatase et la première ostéodensitométrie.

7-2-2: Evolution de la DMO sur un an:

7-2-2-1: Perte annuelle moyenne de DMO aux deux sites mesurés: rachis lombaire et hanche totale ; g/cm² (tableau 9):

	N	Moyenne	Ecart-type	Minimum	Maximum
Rachis	56	-0,0292500	+/-0,0406480	-0,113	0,067

lombaire (DMO)					
Hanche (DMO)	56	-0,0077143	+/-0,0433295	-0,105	0,141
Rachis lombaire (T-score)	56	-0,2737500	+/-0,4024677	-1,100	0,700
Hanche (T-score)	56	-0,1187500	+/-0,2765046	-0,910	0,400

La perte osseuse à un an est donc plus importante au rachis lombaire (os trabéculaire) qu'à la hanche totale (os cortical). Ceci va dans le sens des données de la littérature. La dégradation est significative au rachis lombaire et à la hanche totale (malgré une amplitude très faible) en DMO.En T-score, les baisses n'atteignent pas la significativité.

Les valeurs de perte de DMO restent inférieures aux seuils de significativité définis plus haut.

Il faut noter que la prise ou non de bisphosphonate n'est pas considérée ici.

7-2-2-2: Evolution du T-score à un an:

Le statut osseux restait stable à un an pour la plupart des patientes (89,28% des patientes au rachis lombaire et 89,28% à la hanche totale). Le recul était probablement insuffisant, et le rôle des traitements par bisphosphonates et de la supplémentation vitamino-calcique serait à préciser. Deux patientes ostéopéniques devenaient ostéoporotiques au rachis lombaire (elles ont alors été mises sous bisphosphonates). Aucune patiente ne devenait ostéoporotique à la hanche totale. Il faut noter qu'aucune patiente à statut osseux normal ne devenait ostéoporotique (mais le suivi était limité à un an).

7-2-2-2-1: Au rachis lombaire (tableau 10):

	Normal (à 1 an)	Ostéopénie (à 1 an)	Ostéoporose (à 1 an)	Total
Normal	26 (46,43%)	2 (3,57%)	0 (0%)	28
Ostéopénie	1 (1,79%)	16 (28,57%)	2 (3,57%)	19
Ostéoporose	0 (0%)	1 (1,79%)	8 (14,28%)	9
Total	27	19	10	56

7-2-2-2-2: A la hanche totale (tableau 11):

	Normal (à 1 an)	Ostéopénie (à 1 an)	Ostéoporose (à 1 an)	Total
Normal	29 (51,78%)	4 (7,14%)	0 (0%)	33
Ostéopénie	1 (1,79%)	21 (37,5%)	0 (0%)	22

Ostéoporose	0 (0%)	1 (1,79%)	0 (0%)	1
Total	30	26	0	56

7-2-2-3: Analyse univariée des facteurs de risque (coefficient de Spearman):

Le seul facteur significativement associé à la perte de DMO est le délai en années entre la date de la ménopause et la mise sous anti-aromatases, ceci étant vrai au rachis lombaire et à la hanche totale.

Tableau 12: Facteurs corrélés à la perte de DMO la première année:

	Perte de DMO au rachis lombaire	Perte de DMO à la hanche totale	Expression en T-score au rachis lombaire	Expression en T-score à la hanche totale
Délai avant mise sous anti-aromatase (mois)	N.S	N.S	N.S	N.S
Age de la ménopause (années)	N.S	N.S	N.S	N.S
Délai date ménopause-mise sous anti-aromatase (années)	**0,37667 (p=0,0036)***	**0,55855 (p<0,0001)***	**0,38584 (p=0,0028)***	**0,44529 (p=0,0005)***
THS (oui/non)	N.S	N.S	N.S	N.S
BMI (kg/m²)	N.S	N.S	N.S	N.S
Tabagisme (P.A)	N.S	N.S	N.S	N.S
Ration calcique (mg/j)	N.S	**-0,28771 (p=0,0285)***	N.S	-0,20765 (p= 0,1178): N.S

7-2-2-4: Rôle des bisphosphonates:

Neuf patientes ont été mises sous bisphosphonate à l'issue de la première consultation.

Nous les avons exclues de l'analyse de la perte de DMO, afin de préciser le rôle propre des anti-aromatases: La perte moyenne au niveau du rachis lombaire en DMO devient alors plus prononcée chez les 47 patientes restantes (-0,034g/cm² contre -0,029g/cm² auparavant), atteignant la significativité par rapport aux limites significatives de variation de DMO que nous avons choisies (0,034g/cm² au rachis lombaire et 0,027g/cm² à la hanche totale) (ref). La perte au niveau de la hanche totale se majore également (-0,013g/cm² contre -0,007g/cm²), sans atteindre la significativité.

Il est à noter que les variations moyennes de DMO chez les 9 patientes mises sous bisphosphonate n'étaient pas significatives (perte non significative au rachis lombaire, de 0,005g/cm (<0,034g/cm²); p=0,04 et gain non significatif à la hanche totale, de 0,020g/cm² (<0,027g/cm²); p=0,039). Ces variations étaient toutefois significativement différentes de celles des patients sans bisphosphonates (test de Kruskal et Wallis). Ces résultats sont à prendre avec précautions compte tenu du faible effectif considéré.

En tout état de cause, il apparaît qu'une partie de la baisse de DMO au rachis et à la hanche était masquée par les bisphosphonates. Ceci va dans le sens d'une action protectrice sur la DMO des bisphosphonates chez les patientes sous anti-aromatases [36].

Figure 3: Perte moyenne de DMO aux deux sites de mesure (g/cm²) la première année, avec et sans bisphosphonates (56 et 47 patientes):

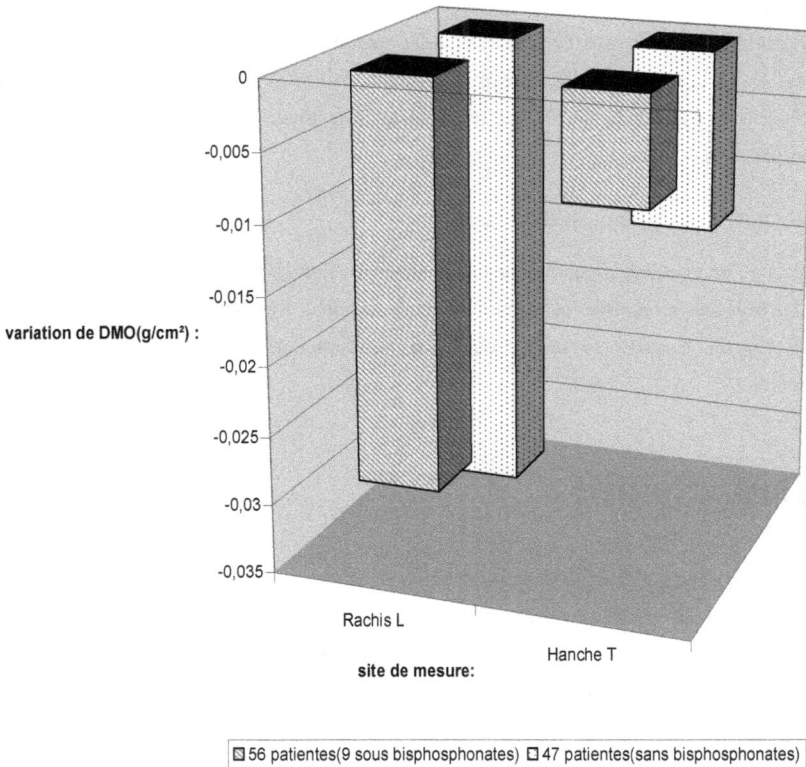

Legend: ⊠ 56 patientes(9 sous bisphosphonates) ☐ 47 patientes(sans bisphosphonates)

Concernant les facteurs de risque de perte osseuse, chez les 47 patientes sans bisphosphonate, le délai entre ménopause et mise sous anti-aromatase et l'âge à l'inclusion sont corrélés de manière positive, et très significativement, à la perte osseuse au rachis et à la hanche, aussi bien en DMO qu'en T-score. L'IMC est associé de manière significativement positive à la perte osseuse à la hanche (DMO et T-score). Cette dernière corrélation, qui semble paradoxale, est cependant moins forte que les précédentes, et donc d'interprétation difficile compte tenu du faible effectif (47 patientes).

7-2-2-5: Rôle de la vitamine D:

23 patientes ont été mises sous vitamine D sans bisphosphonate. Chez ces patientes, la DMO augmente de façon non significative à la hanche (+0,005g/cm²; p=0,047), et baisse de

-0,024g/cm² (p=0,035) au rachis lombaire (NS). En comparant ces variations à celles observées chez les 24 patientes sans bisphosphonates ni vitamine D (test de Kruskal et Wallis), la différence est significative à la hanche, tant en DMO qu'en T-score (la vitamine D semble « annuler » la perte osseuse à la hanche). Au rachis lombaire, en revanche, la différence n'est pas significative. Cet effet potentiel reste toutefois moins marqué que pour les bisphosphonates.

7-2-2-6: Rôle de la classe d'anti-aromatase:

En ajustant l'étude à la prise ou non de bisphosphonate, il n'y a pas de différence significative entre les trois anti-aromatases sur la perte osseuse aux deux sites de mesure. Cette étude était de toutes façons hasardeuse, car il y avait beaucoup moins de patientes sous exémestane et létrozole.

8-Discussion:

Cette étude a permis d'analyser les caractéristiques de la population initiale de 204 patientes sous anti-aromatase. Vingt six d'entre elles ont été mises sous bisphosphonate.

Elle a également permis de montrer que la perte osseuse, évaluée actuellement chez 56 patientes, prédominait au niveau lombaire et était plus importante chez les patientes âgées et anciennement ménopausées.

Comparaison avec les résultats des principales études:

-3 patientes (1,47%) ont présenté au moins une fracture ostéoporotique; elles étaient 5,9% dans l'étude ATAC [65], mais la prise ou non de traitements anti-ostéoporotiques et le mode de diagnostic des fractures n'était pas précisée dans cette étude.

Le nombre de fractures, notamment vertébrales, est probablement sous-estimé dans notre étude en raison de la réalisation non systématique de radiographies du rachis lombaire.Il existe en effet jusqu'à 24,5% de fractures vertébrales infra-cliniques dans certaines études [31]. La poursuite de l'étude permettra de recueillir davantage d'événements fracturaires, et éventuellement de déterminer certains facteurs de risque de fracture sous anti-aromatases.

Tableau 13: Taux de fractures sous anti-aromatases: mise en perspective des résultats avec les données de la littérature:

	Notre étude:	Etude ATAC [65] (suivi moyen: 31 mois)	ABCSG trial 8+ARNO 95 [77]:
Effectif:	**204**	3092	1602
Nombre de fractures (%):	**3 (1,47%)**	183 (5,9%)	34 (2%)

Ces études ne sont pas réellement comparables (objectifs principaux et durées de suivi différents, les patientes des essais ABCSG 8 et ARNO 95 avaient reçu 2 ans de tamoxifène au préalable, et le caractère ostéoporotique des fractures n'était pas précisé). Dans les deux études sus-citées, les patientes étaient sous anastrozole (anti-aromatase très majoritairement utilisé dans notre étude). La prescription de bisphosphonates a pu réduire l'incidence fracturaire dans notre étude.

-Les antécédents de fracture ostéoporotique n'étaient pas ici un facteur de risque de DMO basse, contrairement à l'étude de Legrand et al [31]. Cependant, cette étude était réalisée chez des patientes atteintes de néoplasie mammaire qui n'étaient pas toutes sous anti-aromatases, ce qui rend difficile une éventuelle comparaison.

-La perte de DMO et les fractures pourraient être moins marquées que dans certaines études (notamment quand la perte de DMO et le recueil des événements fracturaires n'étaient pas les objectifs principaux), en raison de la prescription systématique de vitamine D et de bisphosphonates quand nécessaire.

Ceci est illustré par le fait qu'en excluant, dans notre étude, les patientes sous bisphosphonates, la perte osseuse devient plus marquée aux deux sites et atteint la significativité au rachis lombaire au bout d'un an seulement de traitement par anti-aromatase.

Tableau 14: Perte de DMO: mise en perspective avec les données de la littérature:

	Notre étude:	Etude ATAC [76]:	Etude IES [80]:	Etude Lonning et al [82]:	BIG-1 [69]:
Effectif:	**56**	80 (Anastrozole).	76 (Exémestane)	58 (Exémestane)	91 (Létrozole)
Durée de suivi	**1 an**	1 an	1 an	2 ans (moyenne annuelle)	1 an
Baisse de la DMO lombaire (%)	**-3,11%**	-2,2%	-3,6%	-2,17%	-3,30%
Baisse de la DMO à la hanche totale (%)	**-0,92%**	-1,3%	-2,13%	-2,72%	-1,43%

Nos résultats sont proches de ceux décrits dans la littérature.

La perte de DMO à la hanche totale semble plus réduite dans notre étude, sous réserve d'un effectif plus faible.

L'étude IES avait été réalisée après 2 à 3 ans de tamoxifène. Les patientes atteintes d'une « ostéoporose sévère » étaient exclues au départ (T-score≤ -2,5 ou fractures cliniques).

Dans l'étude de Lönning et al, la baisse de DMO était plus marquée à la hanche totale.

A noter que dans l'étude BIG-1, 3,3% des patientes sont devenues ostéoporotiques (vs 3,57% dans notre étude).

-Dans notre étude, seules deux patientes ostéopéniques deviennent ostéoporotiques. Il faut noter que dans l'étude ATAC, à 5 ans, aucune patiente à statut osseux normal n'était devenue ostéoporotique. Ceci semble indiquer qu'il est inutile de réaliser des ostéodensitométries de contrôle sous anti-aromatase chez les patientes à statut osseux normal lors de l'évaluation initiale.

Dans notre étude, la perte de DMO devient significative au rachis lombaire après exclusion des patientes sous bisphosphonate. Toutefois, l'absence de groupe placebo (inhérente à l'état des connaissances sur l'efficacité des anti-aromatases) limite la portée de ce résultat.

-Pour l'étude de la DMO et de la perte de masse osseuse, nous avons surtout raisonné en DMO (donnée brute). Nous avons surtout utilisé l'expression en T-score dans un but descriptif: deux patientes initialement ostéopéniques en lombaire deviennent ostéoporotiques sur un suivi d'un an. Dans le sous-protocole osseux de l'étude IES [80], à 24 mois, seules 4 patientes devenaient ostéoporotiques (ostéopénie initiale). En cas de DMO normale, il paraît donc justifié de ne réaliser l'ostéodensitométrie de contrôle qu'à 5 ans. En cas d'ostéopénie, un contrôle à un ou deux ans est souhaitable. En cas d'ostéoporose densitométrique ou d'antécédent fracturaire, la patiente doit être mise sous bisphosphonate, avec contrôle densitométrique à 5 ans.

-L'ancienneté de la ménopause est ici corrélée positivement à une DMO basse et à une chute plus marquée de la DMO la première année. Ce résultat est en contradiction avec l'étude ZO-FAST [97], portant sur 1066 patientes sous Létrozole: indépendemment du mode de prise de l'acide zolédronique(immédiat ou retardé), la perte de DMO à 12 mois était plus marquée chez les femmes récemment ménopausées. (-7% et -4% au rachis lombaire et à la hanche contre respectivement -3% et -2% chez les femmes plus anciennement ménopausées). Il faut noter que les patientes avec T-score < -2 ou antécédent de fracture (vertébrale ou de hanche) étaient exclues de cette étude.

-Pour ce qui est des effets secondaires des anti-aromatases, 88 patientes ont présenté des douleurs articulaires sur un effectif de 204 patientes (soit 43,13% des patientes). Dans l'étude IES [72], on relevait environ 39% de symptômes articulaires à 37,4 mois sous exémestane. Dans l'étude ATAC [65], sous ARIMIDEX®, il y a eu 27,8% de « troubles musculo-squelettiques ». Enfin, sous létrozole (étude BIG 1-98: [69]), étaient notées 20,3% d'arthralgies.

La fréquence des douleurs articulaires semble donc plus élevée dans notre étude que dans la littérature. Cependant, la nature et le mode de recueil de ces événements restent souvent mal précisés.

-Nous envisageons de poursuivre cette études, et continuons d'inclure des patientes et de recueillir les données de suivi selon les mêmes modalités: La détermination de la perte osseuse à deux et trois ans, et des facteurs de risque associés, permettra de déterminer l'intérêt de répéter ou non les ostéodensitométries chez les patientes sous anti-aromatases, éventuellement selon un niveau de risque individuel (facteurs pronostiques).

Les douleurs articulaires, de survenue fréquente dans notre étude (88 patientes sur 204) feront l'objet d'une étude à part.

A terme, il s'agira d'une étude pronostique, avec résultats à un an, deux ans,...portant sur les facteurs de risque de perte osseuse sous anti-aromatase (et éventuellement les facteurs de risque de fractures, en améliorant le dépistage et le recueil de ces événements).

Limites :

-L'effectif de notre étude est encore insuffisant pour évaluer l'évolution de DMO à deux ans, trois ans,…

Ceci aurait permis de tester l'hypothèse d'une perte osseuse plus rapide lors de la première année sous anti-aromatase (tendance qui semble se dessiner dans notre étude).

Le changement d'ostéodensitomètre a encore restreint le nombre de patientes analysables sur le long terme du point de vue de la DMO. L'effectif est inférieur à celui des grandes études mais le statut osseux est ici l'objectif principal. De nombreuses patientes n'étaient pas analysables car le délai entre la DMO et la mise sous anti-aromatase était très variable (jusqu'à plusieurs années).

-Les taux de vitamine D et de CTX sérique devaient faire partie des critères importants évalués par notre étude, mais ils ont été dosés chez relativement peu de patientes (les dosages étaient souvent demandés en laboratoire de ville: certains prélèvements n'ont pas été réalisés, ou leurs résultats non transmis). Pour le CTX sérique, il y a eu des confusions avec le dosage des crosslaps sériques (autre marqueur de résorption osseuse). Chez les 50 patientes pour qui ce dosage a pu être effectué, la valeur moyenne était de 0,658ng/mL. Pour comparaison, dans l'étude de Lonning et al [82], la valeur moyenne mesurée sur 62 patientes était de 0,40ng/mL.

-Pour la consommation d'alcool, il y avait probablement des biais d'information et de déclaration (le chiffre de trois patientes semble en effet très sous-estimé).

-Les corticoïdes n'ont pu être étudiés que de manière grossière en tant que facteur de risque de perte osseuse (doses et durées mal précisées dans les dossiers).

-L'étude n'était pas contrôlée par rapport à prise ou non de bisphosphonate, de vitamine D, de tamoxifène, concernant le choix de l'anti-aromatase,…: il a pu y avoir des biais d'association, de sélection,… pouvant influer sur la DMO notamment.

Ainsi, un éventuel effet différentiel des trois anti-aromatases n'a pu être démontré, essentiellement en raison d'une inégalité de prescription, et de nombreux facteurs confondants potentiels.

-Avec des effectifs et une durée de suivi plus importants, certaines tendances apparues dans notre étude pourraient déboucher sur l'identification de nouveaux facteurs de risque: Ainsi, pour la DMO à l'inclusion, l'âge de la ménopause est corrélé positivement, mais uniquement à la hanche totale (avec tendance positive au rachis lombaire), ce facteur ne ressortant pas actuellement en analyse multivariée. Le taux de vitamine D est corrélé négativement à la DMO lombaire et à la hanche totale, mais ce facteur de risque potentiel disparaît également en analyse multivariée. Ce résultat, qui semble paradoxal, est probablement lié à certains facteurs de confusion et d'association qui pourraient être gommés avec un effectif supérieur (taux de vitamine D disponible seulement chez 90 patientes à ce stade de l'étude car les dosages étaient le plus souvent effectués dans des laboratoires de ville: certains dosages n'ont pas été effectués ou ne nous sont pas parvenus). Ce résultat pourrait aussi être lié au fait que 8,36% des patientes étaient supplémentées en vitamine D avant la première ODM, ce qui masque probablement des carences anciennes (les ¾ de ces patientes avaient en effet un taux de vitamine D élevé à l'inclusion). Ce paramètre ne ressort de toutes façons pas en analyse multivariée de manière significative.

Le délai en mois entre la mise sous anti-aromatase et la première ODM apparaît comme un facteur de risque de DMO basse en analyse multivariée, et uniquement à la hanche totale.Ceci pourrait traduire un effet rapide de l'anti-aromatase sur la DMO sur ce site de mesure.Un effectif plus important permettra peut-être de confirmer ce résultat, voire de l'étendre aux autres sites de mesure.Cette perte osseuse rapide-dans les 6 mois-avait déjà été décrite sous exémestane dans l'étude IES [80].

De même, la ration calcique apparaît corrélée négativement, à la hanche totale et en analyse univariée, à la perte de DMO pendant la première année sous anti-aromatase.

Aucun facteurs de risque qualitatif n'était corrélé de manière significative à la DMO ou à la perte osseuse (possible manque de puissance de l'étude, facteurs de confusion probables, caractère parfois imprécis du recueil de données: doses et durées des corticothérapie, nombre d'années sous THS, nature exacte des chimiothérapies…).

Enfin, un IMC élevé est corrélé significativement à une perte de DMO importante à la hanche, chez les 47 patientes ne prenant pas de bisphosphonate. Le coefficient de Spearman est cependant de faible amplitude (lien faible) par rapport à l'âge et l'ancienneté de la ménopause: un effectif supérieur pourrait faire disparaître cette relation qui semble paradoxale (des facteurs confondants entrent ici probablement en jeu).

9-Conclusion:

Il est donc important d'étudier le statut osseux des femmes ayant un cancer du sein, notamment pour celles devant recevoir un traitement par anti-aromatase. Ceci permet de prévenir les fractures ostéoporotiques, par la correction de fréquentes carences vitamino-calciques, et par une mise sous bisphosphonate en cas d'ostéoporose densitométrique ou d'antécédent fracturaire. Concernant les 204 patientes initiales, leurs caractéristiques ont été étudiées et 26 ont été mises sous bisphosphonate.

Les facteurs prédictifs de DMO basse à l'inclusion, étudiés sur 121 patientes, sont un IMC bas, un délai ménopause / traitement élevé pour les trois sites de mesure, et un délai entre mise sous anti-aromatase et ostéodensitométrie élevé (pour la hanche totale).

La perte osseuse a ensuite été étudiée chez 56 patientes : elle est plus marquée au rachis lombaire, et devient significative en variation de DMO sur ce site de mesure lorsque l'on considère les patientes qui ne reçoivent pas de bisphosphonate.

Les facteurs prédictifs d'une perte rapide de DMO lors de la première année de traitement par anti-aromatase sont un délai en années important entre la ménopause et l'instauration de l'anti-aromatase et un âge élevé des patientes à l'inclusion, pour le rachis lombaire et la hanche totale.

Les mesures préventives de la perte osseuse sous anti-aromatases devraient donc cibler en priorité les patientes ménopausées depuis plusieurs années, qui sont aussi les plus âgées.

La perte osseuse est significativement ralentie sous bisphosphonate la première année, au rachis lombaire et à la hanche totale.

La prise de vitamine D ralentit, dans notre étude, la perte osseuse à la hanche totale.

Pour ce qui est du statut osseux, il reste stable chez 89,28% des patientes, tant au rachis lombaire qu'à la hanche totale. Seules deux patientes deviennent ostéoporotiques à un an, sous anti-aromatase, et au rachis lombaire uniquement (les deux patientes étaient initialement ostéopéniques sur ce site de mesure).

La poursuite de notre étude permettra de préciser au mieux les facteurs de risque de DMO basse, de perte osseuse importante la première année et éventuellement de fractures cliniques. Nous serons également en mesure de comparer les pertes osseuses à un, deux, trois, voire quatre ans.

10-Lexique et définitions:

-T-score: comparaison en écart type entre la Densité Minérale Osseuse mesurée chez une patiente et la valeur moyenne des patientes de 20 ans issues de la même population de référence.

-Ostéopénie: -2,5<T-score<-1

-Ostéoporose: T-score≤-2,5 [101; 102]. -Ostéoporose secondaire: cause de perte osseuse non liée à la carence oestrogénique post-ménopausique (maladies générales, causes iatrogènes,...). Devant le caractère hétérogène de cette entité, nous avons considéré à part les patientes sous corticoïdes, ayant une endocrinopathie ou consommant de l'alcool.

-CTX sérique: marqueur de la résorption osseuse (ng/ml): norme variable selon les laboratoires.

11-Références bibliographiques:

[1] *Ferlay J, Bray F, Pisani P, Parkin DM. GLOBOCAN 2002: cancer incidence, mortality and prevalence worldwide. IARC CancerBase,version 2.0.*

[2] *Anderson WF, Chatterjee N, Erschler WB, Brawley OW. Estrogen receptor breast cancer phenotypes in the surveillance, epidemiology, and end results database. Breast Cancer Res Treat 2002; 76: 27-36.*

[3] *Ettinger B, Pressman A, Sklarin P, Bauer DC, Cauley JA, Cummings SR. Associations between low levels of serum estradiol, bone density, and fractures among elderly women: the Study of osteoporotic fractures. J Clin Endocrinol Metab 1998; 83: 2239-43.*

[4] *Kanis JA, Johnell O, Oden A and al. Ten year probabilities of osteoporotic fractures according to BMD and diagnostic thresholds. Osteoporos Int 2001; 12: 989-995.*

[5] *Hillner BE, Ingle JN, Chlebowski RT, Gralow J, Yee GC, Janjan NA, Cauley JA, Blumenstein BA, Albain KS, Lipton A, Brown S, American Society of Clinical Oncology. American Society of Clinical Oncology 2003 update on the role of bisphosphonates and bone health issues in women with breast cancer. J Clin Oncol 2003; 21: 4042-4057.*

[6]   *Risks and benefits of estrogen plus progestin in healthy postmenopausal women. Principal results from the women's health initiative. Randomized controlled trial writting group for the women's health initiative investigators. JAMA 2002; 288: 321-3.*

[7]   *Cummings SR, Melton III LJ. Epidemiology and outcomes of osteoporotic fractures. Lancet 2002; 359: 1761-7.*

[8]   *Cummings SR, Bates D, Black DM. Clinical use of bone densitometry: Scientific review. JAMA 2002; 288: 1889-1897.*

[9]   *Kanis JA, Burlet N, Cooper C, Delmas PD, Reginster JY, Borgstrom F, Rizzoli R. European guidance for the diagnosis and management of osteoporosis in postmenopausal women. Osteoporosis Int 2008; 19: 399-428.*

[10] *Cummings SR, Browner WS, Bauer DB, Stone K, Ensrud K, Jamal S and al. Endogenous hormones and the risk of hip and vertebral fractures among older women. N Engl J Med 1998; 339: 733-8.*

[11] *Garnero P, Sornay-Rendu E, Claustrat B, Delmas PD. Biochemical markers of bone turn-over, endogenous hormones and the risk of fractures in post-menopausal women. J Bone Miner Res 2000; 15: 1526-36.*

[12] *Garnero P, Hausherr E, Chapuy MC, Marcelli C, Grandjean H, Muller C and al. Markers of bone resorption predict hip fracture risk in elderly women. The Epidos prospective study. J Bone Miner Res 1996; 11: 1531-8.*

[13] *Stone K, Bauer DC, Black DM, Skalarin P, Ensrud KE, Cummings SR. Hormonal predictors of bone loss in elderly women: a prospective study. J Bone Miner Res 1998; 13: 1167-74.*

[14] *Sluijmer AV, Heineman MJ, De Jong FH, Evers JL. Endocrine activity on the postmenopausal ovary: the effects of pituitary down-regulation and oophorectomy. J Clin Endocrinol Metab 1995; 80: 2163-2167.*

[15] *Santen RJ, Manni A, Harvey H, Redmond C. Endocrine treatment of breast cancer in women. Endocr rev 1990; 11: 221-65.*

[16] *Howell A, Dowsett M. Recent advances in endocrine therapy of breast cancer. BMJ 1997; 315: 863-66.*

[17] *Ramaswamy B, Shapiro CL. Osteopenia and osteoporosis in women with breast cancer. Semin Oncol 2003; 30: 763-775.*

[18] *Riggs BL, Khosla S, Melton III LJ. A unitary model for involutional osteoporosis: oestrogen deficiency causes both type I and type II osteoporosis in post-menopausal women and contributes to bone loss in aging men. J Bone Miner Res 1998; 13: 763-773.*

[19] Garnero P, Sornay-Rendu E, Chapuy MC, Delmas PD. Increased bone turnover in late postmenopausal women is a major determinant of osteoporosis. J Bone Miner Res 1996 ; 11: 337-49.

[20] Kanis JA. Diagnosis of osteoporosis and assessment of fracture risk. Lancet 2002; 359: 1929-36.

[21] Black DM, Steinbuch M, Palermo P, Dargent-Molina P, Lindsay R, Hoseyni MS and al. An assessment tool for predicting fracture risk in post-menopausal women. Osteoporosis Int 2000; 12: 519-28.

[22] Fontanges, Delmas et al. Ostéoporose et cancer du sein. Rev Rhum 2004; 71: 190.

[23] Adachi JD, Ioannidis G, Olszynski WP, Brown JP, Hanley DA, Sebaldt RJ, Petrie A, Tenenhouse A, Stephenson GF, Papaioannou A, Guyatt GH, Goldsmith CH. The impact of incident vertebral and non-vertebral fractures on health related quality of life in postmenopausal women. BMC Musculoskelet Disord 2002; 3: 11.

[24] Hasserius R, Karlsson M, Nilsson B, Redlund-Johnell I, Johnell O. European Vertebral Osteoporosis Study. Prevalent vertebral deformities predict increased mortality and increased fracture rate in both men and women: a 10-year population based study of 598 individuals from the Swedish cohort in the European Vertebral Osteoporosis Study.Osteoporosis Int 2003; 14: 61-68.

[25] Marks R, Allegrante JP, Ronald MacKenzie C, Lane JM. Hip fractures among the elderly: causes, consequences and control. Ageing Res Rev 2003; 2: 57-93.

[26] van der Klift M, de Laet CE, Coebergh JW, Hofman A, Pols HA, Rotterdam Study. Bone mineral density and the risk of breast cancer: The Rotterdam Study.Bone 2003; 32: 211-216.

[27] Cauley JA, Lucas FL, Kuller LH, Vogt MT, Browner WS, Cummings SR. Bone mineral density and risk of breast cancer in older women: the study of osteoporotic fractures. JAMA 1996; 276: 1404-1408.

[28] Zhang Y, Kiel DP, Kreger BE, and al.Bone mass and the risk of breast cancer among postmenopausal women. N Engl J Med 1997; 611-617.

[29] Kanis JA, McCloskey EV, Powles T, Paterson AH, Ashley S, Spector T.A. High incidence of vertebral fracture in women with breast cancer. Br J Cancer 1999; 79: 1179-1181.

[30] Adami HO, Zack M, Kressner U, Persson I, Berglund A, Naessen T, Bergkvist L. Hip fractures in women with breast cancer. Am J Epidemiol 1990; 132: 877-83.

[31] Legrand E, Laffitte A, Petit le Manach A, Soulie P, Levasseur R, Hoppé E, Capon F, Audran M. L'ostéoporose au décours du cancer du sein. Rev Rhum 2006; 73 (abstract Ma.04): 1146.

[32] Pfeilschifter J, Diel IJ. Osteoporosis due to cancer treatment: Pathogenesis and management. J Clin Oncol 2000; 18: 1570-1593.

[33] Bruning PF, Pit MJ, de Jong-Bakker M, Van den Ende A, Hart A, Van Enk A. Bone Mineral Density after adjuvant chemotherapy for premenopausal breast cancer. Br J Cancer 1990; 61: 308-10.

[34] Shapiro C, Manola J, Leboff M. Ovarian failure after adjuvant chemotherapy is associated with rapid bone loss in women with early-stage breast cancer. J Clin Oncol 2001; 19: 3306-3311.

[35] Vehmanen L, Saarto T, Elomaa I, Valimaki M, Blomkvist C. Long-term impact of chemotherapy-induced ovarian failure on bone mineral density (BMD) in premenopausal breast cancer patients. The effect of adjuvant clodronate treatment. Eur J Cancer 2001; 37: 2373-8.

[36] Delmas PD, Balena R, Confavreux E, Hardouin C, Hardy P, Bremond A. Bisphosphonate risedronate prevents bone loss in women with artificial menopause due to chemotherapy of breast cancer: a double-blind, placebo-controlled study. J Clin Oncol 1997; 15: 955-962.

[37] Saarto T, Blomqvist C, Valimaki M, Makela P, Sarna S, Elomaa I. Chemical castration induced by adjuvant cyclophosphamide,methotrexate, and fluorouracil chemotherapy causes rapid bone loss that is reduced by clodronate: a randomized study in premenopausal breast cancer patients. J Clin Oncol 1997; 15: 1341-7.

[38] Wheeler DL, Vander Griend RA, Wronski TJ, Miller GJ, Keith EE, Graves JE. The short and long-term effects of methotrexate on the rat skeleton. Bone 1995; 16: 215-221.

[39] Friedlander GE, Tross RB, Doganis AC, Kinkwood JM, Baron R. Effects of chemotherapeutic agents on bone. J Bone Joint Surg 1984 ; 66-A: 602-7.

[40] Virolainen P, Inoue N, Frassica FG, Chao EY. The effect of a doxorubicin, cisplatin and isofosfamide combination chemotherapy on bone turnover. Anticancer Res 2002; 22: 1971-5.

[41] Greep NC, Giuliano AE, Hansen NM, Taketani T, Wang HJ, Singer FR. The effects of adjuvant chemotherapy on bone density in postmenopausal women with early breast cancer. Am J Med 2003; 114: 653-659.

[42]   Lester J, Coleman R. Bone loss and the aromatase inhibitors. Br J Cancer 2005; 93: S16-S22.

[43]   Lukert BP. Glucocorticoid and drug-induced osteoporosis. Third ed. In: Favus MJ, editor. Primer on the metabolic bone diseases and disorders of mineral metabolism. Philadelphia. New York : Lippincott-Raven; 1996: 278-82.

[44]   Orcel P, Roux C. Ostéoporose cortisonique. Rev Rhum 2001; 68: 678-84.

[45]   Van Staa TP, Leufkens HG, Abenheim L, Zhang B, Cooper C. Use of oral corticosteroids and risk of fractures. J Bone Miner Res 2000; 15: 993-1000.

[46]   Ingle JN, Krook JE, Green SJ, Kubista TP, Everson LK, Ahmann DL, Chang MN, Bisel HF, Windschitl HE, Twito DI . Randomized trial of bilateral oophorectomy versus tamoxifen in premenopausal women with metastatic breast cancer. J Clin Oncol 1986; 4: 178-185.

[47]   Conte CC, Nemoto T, Rosner D, Dao TL. Therapeutic oophorectomy in metastatic breast cancer. Cancer 1989; 64: 150-153.

[48]   Taylor CW, Green S, Dalton WS, Martino S, Rector D, Ingle JN, Robert NJ, Budd GT, Paradelo JC, Natale RB, Bearden JD, Mailliard JA, Osborne CK. Multicenter randomized clinical trial of goserelin versus surgical ovariectomy in premenopausal patients with receptor-positive metastatic breast cancer: an intergroup study. J Clin Oncol 1998; 16: 994-999.

[49]   Hashimoto K, Nozaki M, Inoue Y, Sano M, Nakano H. The chronological change of vertebral bone loss following oophorectomy using dual energy x-ray absorptiometry: the correlation with specific markers of bone metabolism. Maturitas 1995; 22: 185-192.

[50]   Leather AT, Studd JW, Watson NR, Holland EF. The prevention of bone loss in young women treated with GNRH analogues with « add back »oestrogen therapy. Obstet Gynecol 1993; 81: 104-107.

[51]   Love RR, Mazess RB, Barden HS, Epstein S, Newcomb PA, Jordan VC, Carbone PP, DeMets DL. Effects of tamoxifen on bone mineral density in postmenopausal women with breast cancer. N Engl J Med 1992; 326: 852-856.

[52]   Kristensen B, Ejlertsen B, Dalgaard P, Larsen L, Holmegaard SN, Transbol I, Mouridsen HT. Tamoxifen and bone metabolism in postmenopausal low risk breast cancer patients: a randomized study. J Clin Oncol 1994; 12: 992-997.

[53]   Powles TJ, HickishT, Kanis JA, Tidy A, Ashley S. Effect of tamoxifen on bone mineral density measured by dual energy X-ray absorptiometry in healthy premenopausal and post menopausal women. J Clin Oncol 1996; 14: 78-84.

[54]   Kristensen and al. Femoral fractures in postmenopausal breast cancer patients treated with adjuvant tamoxifen. Breast Cancer Res Treat 1996; 39: 321-6.

[55]   Fisher B, Costantino JP, Wickerham DL and al. Tamoxifen for prevention of breast cancer: Report of the National Surgical Adjuvant Breast and Bowel Project P-1 Study. J Natl Cancer Inst 1998; 90: 1371-1388.

[56]   Smith IE, Dowsett M. Aromatase inhibitors in breast cancer. N Engl J Med 2003; 348: 2431-2442.

[57]   Dowsett M, Jones A, Johnston SR, Jacobs S, Trunet P, Smith IE. In vivo measurement of aromatase inhibition by Letrozole in post-menopausal patients with breast cancer. Clin Cancer Res 1995; 1: 1511-1515.

[58]   Geisler J, King N, Dowsett M, Ottestad L, Lundgren S, Walton P, Kormeset PO, Lonning PE. Influence of anastrozole (Arimidex), a selective non-steroïdal aromatase inhibitor,on in vivo aromatisation and plasma oestrogen levels in postmenopausal women with breast cancer. Br J Cancer 1996; 74: 1286-1291.

[59]   Geisler J, King N, Anker G, Ornati G, Di Salle E, Lonning PE, Dowsett M. In vivo inhibition of aromatisation by exemestane,a novel irreversible aromatase inhibitor, in postmenopausal breast cancer patients. Clin Cancer Res 1998; 4: 2089-2093.

[60]   Cummings F. Evolving uses of hormonal agents for breast cancer therapy. Clin Ther 2002; 24: S3-S25.

[61]   Winer EP, Hudis C, Burstein HJ and al. American society of clinical oncology technology assessment on the use of aromatase inhibitors as adjuvant therapy for postmenopausal women with hormone receptor-positive breast cancer: Status report 2004. J Clin Oncol 2005; 23: 619-629.

[62]   Goss PE, Strasser-Weippl K. Prevention strategies with aromatase inhibitors. Clin Cancer Res 2004; 10: 372S-379S.

[63]   Buzdar AU ,Jonat W ,Howell A ,Jones SE, Blomqvist CP, Vogel CL, Eiermann W, Wolter JM, Steinberg M, Webster A, Lee D. Anastrozole versus megestrol acetate in the treatment of postmenopausal women with advanced breast carcinoma: results of a survival update based on a combined analysis of data from two mature phase III trials. Arimidex Study Group. Cancer 1998; 83: 1142-1152.

[64]   Nabholtz JM, Buzdar A, Pollak M, Harwin W, Burton G, Mangalik A, Steinberg M, Webster A, von Euler M. Anastrozole is superior to tamoxifen as first-line therapy for advanced breast cancer in postmenopausal women: results of a North American Multicenter Randomized Trial. J Clin Oncol 2000; 18: 3758-3767.

[65]   The ATAC trialist group. Anastrozole alone or in combination with tamoxifen vs tamoxifen alone for adjuvant treatment of postmenopausal women with early breast cancer: first results of the ATAC randomised trial. The Lancet 2002; 359: 2131-9.

[66]   Buzdar A, Douma J, Davidson N, Elledge R, Morgan M, Smith R, Porter L, Nabholtz J, Xiang X, Brady C. Phase III,multicenter, double-blind, randomized study of letrozole, an aromatase inhibitor, for advanced breast carcinoma, versus megestrol acetate. J Clin Oncol 2001; 19: 3357-3366.

[67]   Ellis MJ, Coop A, Singh B, Mauriac L, Llombert-Cussac A, Janicke F, Miller WR, Evans DB, Dugan M, Brady C, Quebe-Fehling E, Borgs M. Letrozole is more effective neoadjuvant endocrine therapy than tamoxifen for ErbB-1-and/or ErbB-2 positive, oestrogen-receptor positive primary breast cancer: evidence from a phase III randomized trial. J Clin Oncol 2001; 19: 3808-3816.

[68]   Mouridsen H, Gershanovich M, Sun Y, Perez-Carrion R ,Boni C, Monnier A, Apffelstaedt J, Smith R, Sleeboom HP, Janicke F, Pluzanska A, Dank M, Becquart D, Bapsy PP, Salminen E, Snyder R, Lassus M, Verbeek JA, Staffler B, Chaudri-Ross HA, Dugan M. Superior efficacy of letrozole versus tamoxifen as first line therapy for postmenopausal women with breast cancer: results of a phase 3 study of the international letrozole breast cancer group. J Clin Oncol 2001; 19: 2596-2606.

[69]   The Breast International Group(BIG) 1-98 Collaborative Group. A Comparison of Letrozole and Tamoxifen in Postmenopausal Women with Early Breast Cancer. N Engl J Med 2005; 353: 2747-57.

[70]   Kaufmann M, Bajetta E, Dirix LY, Fein LE, Jones SE, Zilembo N, Dugardyn JL, Nasurdi C, Mennel RG, Cervek J, Fowst C, Polli A, di Salle E, Arkhipov A, PiscitelliG, Miller LL, Massimini G. The Exemestane Study Group. Exemestane is superior to megestrol acetate following tamoxifene failure in postmenopausal women with advanced breast cancer: results of a phase III randomised double-blind trial. J Clin Oncol 2000; 18: 1399-1411.

[71]   Paridaens R, Therasse P, Dirix L-Y. Firsts results of a randomized phase III trial comparing exemestane versus tamoxifen as first-line hormone therapy (HT) for postmenopausal women with metastatic breast cancer (MBC)-EORTC 10951 in collaboration with the exemestane working group and NCIC. Eur J Cancer 2004; Suppl 2: 126 (abstract 241).

[72]   Coombes RC, Hall E, Gibson LJ, Paridaens R, Jassem J, Delozier T, Jones SE, Alvarez I, Bertelli G, Ortmann O, Coates AS, Bajetta E, Dodwell D, Coleman RE, Fallowfield LJ, Mickiewicz E, Andersen J, Lonning PE, Cocconi G, Stewart A, Stuart N, Snowdon CF,

Carpentieri M, Massimini G, Bliss JM, Intergroup Exemestane Study. A randomized trial of exemestane after two or three years of tamoxifen therapy in postmenopausal women with primary breast cancer. N Engl J Med 2004; 350: 1081-1092.

[73] Bajetta E, Martinetti A, Zilembo N, and al. Biological activity of anastrozole in post-menopausal patients with advanced breast cancer: effects on oestrogens and bone metabolism. Ann Oncol 2002; 13: 1059-66.

[74] Harper-Wynne C, Ross G ,Sacks N, and al. Effects of the aromatase inhibitor letrozole on normal breast epithelial cell proliferation and metabolic indices in postmenopausal women: a pilot study for breast cancer prevention. Cancer Epidemiol Biomarkers Prev 2002; 11: 614-21.

[75] Öz OK, Zerwekh JE, Fisher C, Graves K, Nanu L, Millsaps R, Simpson ER. Bone has a sexually dimorphic response to aromatase deficiency. J Bone Miner Res 2000 ; 15 : 507-14.

[76] Eastell R, Adams JE, Coleman RE, Howell A, Hannon RA, Cuzick J, Mackey JR, Beckmann MW, Clack G. Effects of anastrozole on bone mineral density: 5-year results from the anastrozole, tamoxifen, alone or in combination trial 18233230. J Clin Oncol 2008 ; 26: 1051-7.

[77] Jakesz R, Jonat W, Gnant M, Mittlboeck M, Greil R, Tausch C, Hilfrich J, Kwasny W, Menzel C, Samonigg H, Seifert M, Gademann G, Kaufmann M, on behalf of the ABCSG and the GABG. Lancet 2005; 366: 455-62.

[78] Goss PE, Ingle JN, Martino S, Robert NJ, Muss HB, Piccart MJ, Castiglione M, Tu D, Shepherd LE, Pritchard JI, Livingston RB, Davidson NE, Norton L, Perez EA, Abrams JS, Therasse P, Palmer MJ, Pater JL. A randomized trial of letrozole in postmenopausal women after five years of tamoxifen therapy for early-stage breast cancer. N Engl J Med 2003; 349: 1793-1802.

[79] Perez EA, Josse RG, Pritchard KI, Ingle JN, Martino S, Findlay BP, Shenkier TN, Tozer RG, Palmer MJ, Shepher LE, Tu D, Goss ME. Effect of letrozole versus placebo on bone mineral density in women completing $\geq$ 5 years (yrs) of adjuvant tamoxifen: ncic ctg ma.17b. 27th Annual San Antonio Breast Cancer Symposium, December 8-11, 2004, San Antonio, Texas. Abstract 404.

[80] Coleman RE, Banks LM, Hall E, Price D, Girgis S. Bliss JM, Coombes RC .Intergroup exemestane study: 1 year results of the bone-subprotocol. Breast Cancer Res Treat 2004; 88 : S35 (Abstract 402).

[81] Shapiro CL. Aromatase Inhibitors and Bone Loss: Risks in Perspective. J Clin Oncol 2005; 23: 4847-9.

[82] Lonning PE, Geisler J, Krag LE, Erikstein B, Bremnes Y ,Hagen AI, Schlichting E, Lien EA, Ofjord ES, Paolini J, Polli A, Massimini G. Effects of exemestane administered for 2 years versus placebo on bone mineral density, bone biomarkers, and plasma lipids in patients with surgically resected early breast cancer. J Clin Oncol 2005; 23: 5126-37.

[83] Goss PE, Qi S, Cheung AM and al. Effects of the steroidal aromatase inhibitor exemestane and the nonsteroidal aromatase inhibitor letrozole on bone and lipid metabolism in ovariectomized rats. Clin Cancer Res 2004; 10: 5717-5723.

[84] Delmas PD. Treatment of postmenopausal osteoporosis. Lancet 2002; 359: 2018-2026.

[85] Zinamen RS VPC, Goldberg LM. Supplemental calcium and vitamin D intake of women with early stage breast cancer. Breast Cancer Res Treat 2004; 88: S150 (suppl 1; abstr 4006).

[86] Eastell R. Drug therapy: treatment of postmenopausal osteoporosis. N Engl J Med 1998; 338: 736-746.

[87] LibermanUA, Weiss SR, Broll J, Minne HW, Quan H, Bell NH, Rodriguez-Portales Jdowns Jr RW, Dequeker J, Favus M. Effects of oral alendronate on bone mineral density and the incidence of fractures in postmenopausal osteoporosis. N Engl J Med 1995; 333: 1437-1443.

[88] Black DM, Cummings SR, Karpf DB, Cauley JA, Thompson DE, Nevitt MC, Bauer DC, Genant HK, Haskell WL, Marcus R, Ott SM, Torner JC, Quandt SA, Reiss TF, Ensrud KE. Randomised trial of effect of alendronate on risk of fracture in women with existing vertebral fractures. Lancet 1996; 348: 1535-1541.

[89] Black DM, Thompson DE ,Bauer DC, Ensrud K, Musliner T, Hochberg MC, Nevitt MC, Suryawanshi S, Cummings SR. Fracture Intervention Trial. Fracture risk reduction with alendronate in women with osteoporosis: the fracture intervention trial. J Clin Endocrinol Metab 2000; 85: 4118-4124.

[90] Cummings SR, Black DM, Thompson DE, Applegate WB, Barrett-Connor E, Musliner TA, Palermo L, Prineas R, Rubin SM, Scott JC, Vogt T, Wallace R, Yates AJ, LaCroix AZ. Effect of alendronate on risk of fracture in women with low bone density but without vertebral fractures: results from the fracture intervention trial. JAMA 1998;280: 2077-2082.

[91] Harris ST, Watts NB, Genant HK, McKeever CD, Hangartner T, Keller M, Chesnut III CH, Brown J, Eriksen EF, Hoseyni MS, Axelrod DW, Miller PD. Effects of risedronate treatment on vertebral and nonvertebral fractures in women with postmenopausal osteoporosis. JAMA 1999; 282: 1344-1352.

[92] *Reginster J, Minne HW, Sorensen OH, Hooper M, Roux C, Brandi ML, Lund B, Ethgen D, Pack S, Roumagnac I, Eastell R. Randomized trial of the effects of risedronate on vertebral fractures in women with established postmenopausal osteoporosis. Vertebral Efficacy with Risedronate Therapy (VERT) Study Group. Osteoporosis int 2000; 11: 83-91.*

[93] *Reid IR, Brown JP, Burckhardt P, Horowitz Z, Richardson P, Trechsel U, Widmer A, Devogelaer JP, Kaufman JM, Jaeger P, Body JJ, Brandi ML, Broell J, Di Micco R, Genazzani AR, Felsenberg D, Happ J, Hooper MJ, Ittner J, Leb G, Mallmin H, Murray T, Ortolani S, Rubinacci A, Saaf M, Samsioe G, Verbruggen L, Meunier PJ. Intraveinous zoledronic acid in postmenopausal women with low bone mineral density. N Engl J Med 2002; 346: 653-661.*

[94] *Powles TJ, McCloskey E, Paterson AH, Ashley S, Tidy VA, Nevantaus A, Rosenqvist K, Kanis J. Oral clodronate and reduction in loss of bone mineral density in women with operable primary breast cancer. J Natl Cancer Inst 1998; 90: 704-708.*

[95] *Gnant M, Hausmaninger H, Samonigg H. Changes in bone mineral density caused by anastrozole or tamoxifen in combination with goserelin +/- zoledronate as adjuvant treatment for hormone-receptor positive premenopausal breast cancer :results of a randomized multicenter trial. Breast Cancer Res Treat 2002; 76: S31 (abstract 12).*

[96] *Brufsky A, Harker G, Beck T, Carroll R, Tan-Chiu E, Seidler C, Lacema L, Thomas E, Perez E, Z-FAST Study Group (2004). Zoledronic acid (ZA) for prevention of cancer treatment-induced bone loss (CTIBL) in postmenopausal women (PMW) with early breast cancer (BCa) receiving adjuvant letrozole (Let): preliminary results of the Z-FAST trial. 27th Annual San Antonio Breast Cancer Symposium 2004, San Antonio, Texas. Abstract 1114.*

[97] *Bundred NJ, Campbell ID, Davidson N, DeBoer RH, Eidtmann H, Monnier A, Neven P, von Minckwitz G, Miller JC, Schenk NL, Coleman RE. Effective inhibition of aromatase inhibitor-associated bone loss by zoledronic acid in postmenopausal women with early breast cancer receiving adjuvant letrozole: ZO-FAST Study results. Cancer 2008; 112: 1001-10.*

[98] *Roux C. Impact osseux des traitements hormono-modulateurs des cancers du sein et de la prostate. DIU « Ostéopathies Fragilisantes »2006-2007; cours 44: 1-3.*

[99] *Debiais F, Roche-Forestier S, Pentecote F, Durand G, Brault R, Azaïs I, Daban A, Alcalay M. Estimation du risque fracturaire chez les femmes ayant un cancer du sein et devant recevoir un traitement par anti-aromatase. Rev Rhum 2006 ; 73 (1157-8; abstract Ma.37).*

[100] *Kolta S, Ravaud P, Fechtenbaum J and al. Follow-up of individual patients on two DXA scanners of the same manufacturer. Osteoporos Int 2000; 11: 709-713.*

[101] *World Health Organization Assessment of fracture risk and application to screening for postmenopausal osteoporosis.Geneva, Switzerland,World Health Organization, 1994.*
[102] *Kanis JA, Melton LJ, Christiansen C and al. The diagnosis of osteoporosis. J Bone Miner Res 1994; 9: 1137-1141.*

12-Résumé:

Introduction: Les anti-aromatases augmentent le risque d'ostéoporose et de fractures. Nous avons étudié les caractéristiques de 204 patientes traitées par anti-aromatase pour néoplasie mammaire. Parmi celles-ci, 121 patientes ont eu une mesure de DMO au début de ce traitement par anti-aromatase. Les facteurs prédictifs d'une DMO basse ont été déterminés chez ces 121 patientes. L'évolution à un an de la DMO est actuellement disponible pour 56 patientes.

Matériels et Méthodes: Les patientes avaient une consultation rhumatologique annuelle, avec ostéodensitométrie. Les 121 patientes pour lesquelles le délai entre l'ostéodensitométrie et la mise sous anti-aromatase n'excédait pas trois mois, et n'ayant pas de causes d'ostéoporose secondaire, ont eu un suivi de leur DMO. Quarante sept d'entre elles ont eu au moins deux ostéodensitométries, sans bisphosphonate, ce qui a permis de quantifier les baisses moyennes de DMO au rachis lombaire et à la hanche totale. Les facteurs corrélés à la DMO et à sa chute la première année ont été recherchés en analyse univariée (coefficient de Spearman) puis multivariée.

Résultats: 1,47% des patientes ont eu au moins une fracture ostéoporotique lors du suivi. Les facteurs corrélés significativement et de manière indépendante à la DMO initiale sont le délai en années entre ménopause et mise sous anti-aromatase (corrélation négative) et l'IMC (corrélation positive). La perte moyenne de DMO était de 0,034g/cm² (-3,11%) au rachis lombaire et 0,013 g/cm² (-0,92%) à la hanche la première année. Les facteurs corrélés positivement étaient le délai entre ménopause et mise sous anti-aromatase et l'âge. Le statut osseux de 89,4% des patientes restait stable. Les bisphosphonates réduisaient significativement la perte osseuse aux deux sites, et la vitamine D à la hanche.

Conclusion: La prévention de l'ostéoporose sous anti-aromatase, en particulier par bisphosphonates, doit cibler en priorité les patientes anciennement ménopausées.

13-Mots clés:

Cancer du sein, ménopause, oestrogènes, anti-aromatases, tamoxifène, ostéopénie, ostéoporose, Densité Minérale Osseuse, T-score, fractures, bisphosphonates, vitamine D.

Faculté de Médecine et de
Pharmacie

SERMENT

✠✠✠✠✠

En présence des Maîtres de cette école, de mes chers condisciples et devant l'effigie d'Hippocrate, je promets et je jure, au nom de l'Etre Suprême, d'être fidèle aux lois de l'honneur et de la probité dans l'exercice de la médecine. Je donnerai mes soins gratuits à l'indigent et n'exigerai jamais un salaire au-dessus de mon travail. Admis dans l'intérieur des maisons mes yeux ne verront pas ce qui s'y passe ; ma langue taira les secrets qui me seront confiés, et mon état ne servira pas à corrompre les mœurs ni à favoriser le crime. Respectueux et reconnaissant envers mes Maîtres, je rendrai à leurs enfants l'instruction que j'ai reçue de leurs pères.

Que les hommes m'accordent leur estime si je suis fidèle à mes promesses ! Que je sois couvert d'opprobre et méprisé de mes confrères si j'y manque !

✠✠✠✠✠

Résumé:

Introduction: Les anti-aromatases augmentent le risque d'ostéoporose et de fractures. Nous avons étudié les caractéristiques de 204 patientes traitées par anti-aromatase pour néoplasie mammaire. Parmi celles-ci, 121 patientes ont eu une mesure de DMO au début de ce traitement par anti-aromatase. Les facteurs prédictifs d'une DMO basse ont été déterminés chez ces 121 patientes. L'évolution à un an de la DMO est actuellement disponible pour 56 patientes.

Matériels et Méthodes: Les patientes avaient une consultation rhumatologique annuelle, avec ostéodensitométrie. Les 121 patientes pour lesquelles le délai entre l'ostéodensitométrie et la mise sous anti-aromatase n'excédait pas trois mois, et n'ayant pas de causes d'ostéoporose secondaire, ont eu un suivi de leur DMO. Quarante sept d'entre elles ont eu au moins deux ostéodensitométries, sans bisphosphonate, ce qui a permis de quantifier les baisses moyennes de DMO au rachis lombaire et à la hanche totale. Les facteurs corrélés à la DMO et à sa chute la première année ont été recherchés en analyse univariée (coefficient de Spearman) puis multivariée.

Résultats: 1,47% des patientes ont eu au moins une fracture ostéoporotique lors du suivi. Les facteurs corrélés significativement et de manière indépendante à la DMO initiale sont le délai en années entre ménopause et mise sous anti-aromatase (corrélation négative) et l'IMC (corrélation positive). La perte moyenne de DMO était de 0,034g/cm² (-3,11%) au rachis lombaire et 0,013 g/cm² (-0,92%) à la hanche la première année. Les facteurs corrélés positivement étaient le délai entre ménopause et mise sous anti-aromatase et l'âge. Le statut osseux de 89,4% des patientes restait stable. Les bisphosphonates réduisaient significativement la perte osseuse aux deux sites, et la vitamine D à la hanche.

Conclusion: La prévention de l'ostéoporose sous anti-aromatase, en particulier par bisphosphonates, doit cibler en priorité les patientes anciennement ménopausées.

Mots clés:

Cancer du sein, ménopause, oestrogènes, anti-aromatases, tamoxifène, ostéopénie, ostéoporose, Densité Minérale Osseuse, T-score, fractures, bisphosphonates, vitamine D.

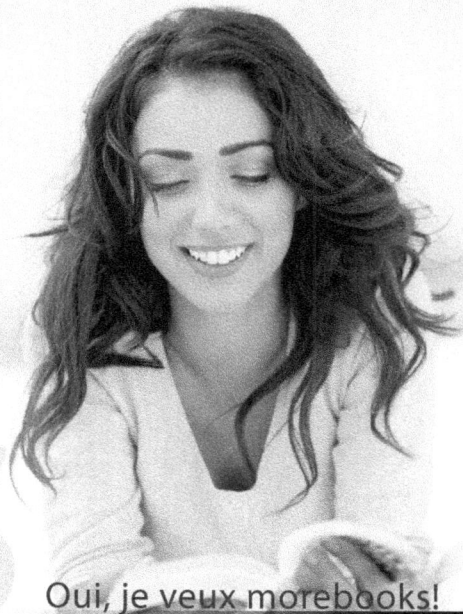

www.ingramcontent.com/pod-product-compliance
Lightning Source LLC
Chambersburg PA
CBHW021933220326
41598CB00061BA/1551